アルツハイマー病はタンパク質がすべて

最新知見による
原因究明と治療法、
知っておきたい予防法まで

慶應義塾大学医学部教授
理学博士／医学博士
井上浩義　著

アーク出版

はじめに

近年の超高齢化社会への突入に伴い、「認知症」への関心がますます高まっています。私は1961年生まれですが、私が小学生の頃、例えば、1970年の平均寿命は、女性は74・7歳、男性は69・3歳でした。2024年にはそれぞれ87・1歳、81・1歳ですから、12歳くらいの伸びを示しています。認知症の多くは70歳以降に発症しますので、1970年の段階では多くの国民は認知症を意識せずに最期を迎えることができました。しかし、寿命延長に加えて、がんや心血管疾患などの死に直結する病気に対する新薬の開発や生活習慣改善が進展し、認知症にはどう備える？　と誰しもが考えるようになりました。

認知症は「神様からの贈り物」という言葉もよく耳にします。ストレスが多い、個人で問題を多く抱えがちな現代社会で、あらゆるストレスや問題から解き放たれた状態を作り出してくれる認知症は、神の最後の救いであるという考え方です。そうなのかもしれません。この世に生を得たものは全て終わりを迎えます。その終りを少しでも安らかにと願うことは自然なことであり、道理でもあります。一方で、認知症患者を受け入れる個人（多くは親族？）、地域社会、そして国は、患者とは異なった課題を持つことになることも皆が知っています。

いずれにせよ、認知症が脳の病気であるのであれば、そこには物理的あるいは化学的な異常があるのであって、それを研究し、治したいという人たちが世界にはたくさんおり、脳の研究はここ20年ほどで飛躍的に進んできました。この本では、2023年12月に我が国において新薬として認められたアルツハイマー型認知症治療薬「レカネマブ」を理解するために、アルツハイマー型認知症に関与するタンパク質について解説させて頂きたいと思います。

私の医学博士論文は「エタノール急性摂取によって誘導されるL－3，4－ジヒドロキシフェニルアラニンおよび5-ヒドロキシ-L-トリプトファンの蓄積ならびに発火頻度に対するナルトレキソンの効果」という長い名前ですが、これは急性アルコール中毒時の脳内の神経伝達物質に関するものです。20年以上前の論文ですが本書の解説にも大いに役立っています。

認知症科学の世界へ、ようこそ!

2024年11月

慶應義塾大学医学部教授　井上　浩義

目次

アルツハイマー病はタンパク質がすべて

2章 アルツハイマー病 発症原因の一つ

――神経細胞外で起きる「アミロイドβ」蓄積のメカニズム

3章 アルツハイマー病 発症原因のもう一つ
――神経細胞内で起きる「タウタンパク質」の蓄積

4章

アルツハイマー病治療の最前線

――検査は困難を極めるが希望はある

5章

日常生活でアルツハイマー病を予防する

——生活習慣病予防がアルツハイマー病予防につながる

カバー装幀／NONdesign（小島トシノブ）
本文DTP／丸山尚子

プロローグ

アルツハイマー病の患者さんの脳内で起きていること

脳の神経細胞がゆっくりと死んでいく

アルツハイマー病は、脳内で「ある異常な現象」が進行することによって起こります。「増えてはいけないものが増え、あってはならないものが生まれる」のです。その結果、「神経細胞（ニューロン）」が死に始めます。

神経細胞こそは、脳を脳として機能させるための、きわめて重要な構成物質です。脳内の情報伝達という役割に特化した、特別な細胞だからです。

人間の脳には1000億個を超える神経細胞とそれを助けるグリア細胞がありま す。昔は1000億個の神経細胞と1兆個のグリア細胞といわれましたが、現在では神経細胞とグリア細胞の数は同数で、だいたい400億～1300億個の間にあることがわかっています。

しかし神経細胞があってもそれだけでは脳は活動しません。それぞれの神経細胞を

図1　ヒトの脳重の年齢変化

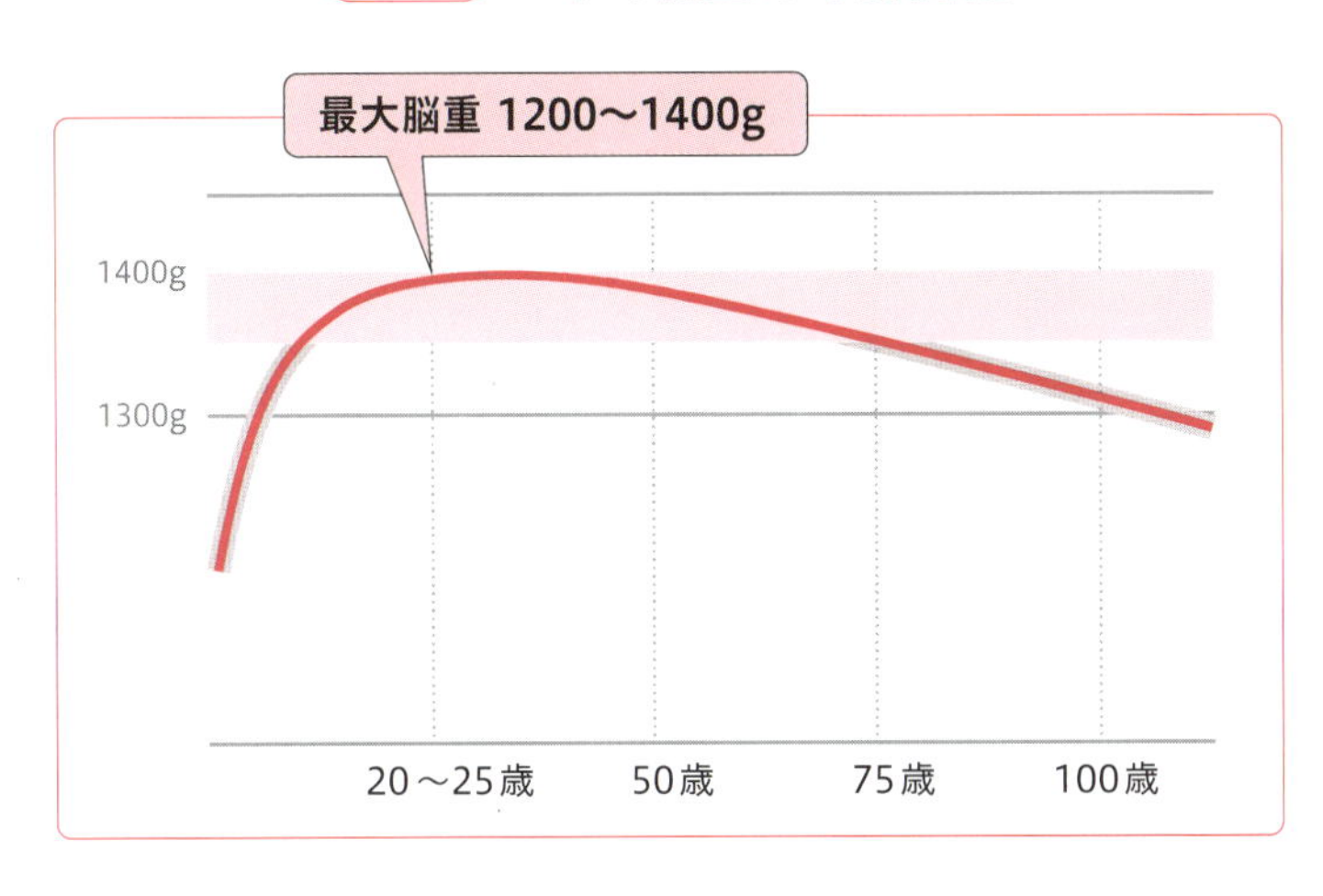

つなぐネットワークが重要です。

それら神経細胞の働きによって、複雑な情報ネットワークが張り巡らされている――それが脳です。

神経細胞は、人間の認知機能においてきわめて重要な役割を果たしています。しかし、どんな人でも加齢とともに減少します。神経細胞の情報ネットワークが完成するのは、だいたい20歳前後。以降、脳が成長することはありません。衰える一方です。

通常、神経細胞は40歳頃から自然に減り始め、60歳では20歳の頃と比べて5～6％は減ると考えられています。わずか5～6

%と思われますが、数にしたら20億〜65億、とくに記憶や見当識のような機能が衰えます。本書で述べる認知症の他にも、事故などによる外傷や脳梗塞などの脳血管障害、てんかんなどでも神経細胞が急激に減少する場合があります。

アルツハイマー病は時間をかけて進行します。多くの場合、40代から神経細胞が減り始めて、認知症が現れるのは70歳前後。じつに30年をかけてゆっくりと進行する病気なのです。


厚生労働省の統計によれば、１９５５年における日本人の平均寿命は男性が63・60歳、女性が67・75歳でした。男女ともに70歳を超えたのは１９７５年です。多くの方が発症前に亡くなっていた可能性があります。

しかし長寿化が進み、日本人の平均寿命は男性が81・09歳、女性が87・14歳にまで伸びました（２０２４年7月、厚生労働省発表）。その結果、アルツハイマー病を発症するようになったケースも多いと考えられます。

2024年5月、政府は「2040年には認知症の人が全国で584万人に達する」という推計を発表しました。65歳以上の高齢者の15％、およそ6・7人に1人の割合です。さらに、認知症予備軍とも呼ぶべき「軽度認知障害」の人も612万人と言いますから、合計で1200万人近い高齢者が認知機能に何らかの問題をもつことになります。

同じ発表によれば、認知症の人の数は2025年には471万人と推計されていますから、15年間で110万人以上増える計算です。

神経細胞の「内」と「外」で起こること

なぜ、神経細胞は死ぬのでしょうか…？

アルツハイマー病に関心のある方なら、「アミロイドβ（ベータ）」という言葉をご存じでしょう。脳内で産生されるタンパク質の一種で、健康な人の脳内にも存在します。通常は不要な物質として脳に特有なミクログリアという免疫細胞によって貪食(どんしょく)され、短期間で排出されるのですが、適切に排出されないと脳内に毒として蓄積します。

その毒、つまり蓄積したアミロイドβがアルツハイマー病の原因になる――。これが、現在では通説になっています。

しかし、なぜアミロイドβは排出されるものと溜まってしまうものに分かれるのでしょうか。

これはアミロイドβの立体構造が関係しています。排出されるアミロイドβは柔軟な形に折り畳まれています(これをフォールディングといいます)。しかし、熱や酸などさまざまな要因で誤った形に折り畳まれることがあり、しかもこの誤ってできたアミロイドβが、周りのアミロイドβに誤った形を作らせてしまうのです。こうして作られた誤った形のアミロイドβは、やがて互いに結合して塊状になります。この塊状のものを「オリゴマー」と呼びます。これらが蓄積して神経細胞やシナプスを障害するのです。

アルツハイマー型認知症の原因については、このアミロイドβを原因とするものの他に、神経細胞内にある「タウ」と呼ばれるタンパク質の変性が指摘されています。タンパク質が変性することによって神経細胞が壊れてしまうことが原因ではないかとも考えられるのです。ちなみにタウタンパク質は細胞の形を支える働きをしています。

これはアミロイドβの量と神経細胞死の数が比例しないことから生み出された考え方です。

またアミロイドβが溜まった場合に、タウタンパク質も増えることもわかっています。

結果、脳内で情報の伝達ができなくなり、徐々に脳が萎縮し、長い時間をかけてアルツハイマー型認知症が進みます。

蓄積したアミロイドβは、なぜ集積してオリゴマーになるのでしょう。
アミロイドβは、なぜ毒素をもつようになるのでしょう。

アミロイドβのオリゴマーは、「アミロイド斑（老人斑）」と呼ばれる特徴的な脳のシミとして現れます。

かつて脳内のアミロイドβの蓄積を確認するのは難しかったのですが、現在では「アミロイドＰＥＴ」（44ページ参照）という画像診断によりアミロイド斑を確認できるようになりました。ＰＥＴ診断でアミロイド斑が確認されれば、アルツハイマー病と診断されます。

さらに現在では、脳脊髄液検査で０・５㎖程度の血液を採取して質量分析することで、脳内のアミロイドβの蓄積状態を調べる検査も開始されています（１２１ページ参照）。

どんな人の脳内にも自然に生まれるアミロイドβというタンパク質が、本来は悪さをせずにとどまったり、排出されてなくなるはずなのに、なぜか蓄積し、オリゴマーという塊になり、神経細胞を殺し、神経細胞が死ぬことによって認知機能を障害する――。

これらの現象がドミノ倒しのように、あるいは滝の流れのように連続して起こり、アルツハイマー病を引き起こすというのが「アミロイド・カスケード理論（アミロイド仮説）」。「カスケード」とは、階段状に流れ落ちる滝のことです。

アミロイドβとタウタンパク質、どちらがトリガーなのか

一方のタウタンパク質は、もともと神経細胞を形作ったり細胞分裂に役立つ微小管に豊富に存在するタンパク質です（87ページ参照）。

豊富なため、不要となったタンパク質は、通常ならアミロイドβと同様、脳脊髄液

からリンパ液などに移動して、脳の外に排出されます。ところが、アミロイドβと同様、タウタンパク質も集まって塊を作ります。このように適切に排出されず神経細胞の内側に蓄積すると、やはり神経細胞の死を引き起こすことが指摘されるようになってきました。

アルツハイマー病の発症に、アミロイドβとタウタンパク質の蓄積がともに関わっていることは間違いないでしょう。

タウタンパク質の蓄積なしに、アミロイドβだけで神経細胞を死滅させることはできません。ただし、タウタンパク質の蓄積はアミロイドβの蓄積と同時に始まるわけではありません。臨床ではアミロイドβの蓄積が始まってから10年ほど遅れてタウタンパク質の蓄積が始まると報告されています。

しかし、現在でもアミロイドβとタウタンパク質はどちらが先かは明らかになっていません。そして、いずれも何らかの毒素をもち、神経細胞死に大きな役割を果たし

図2　脳の分解図

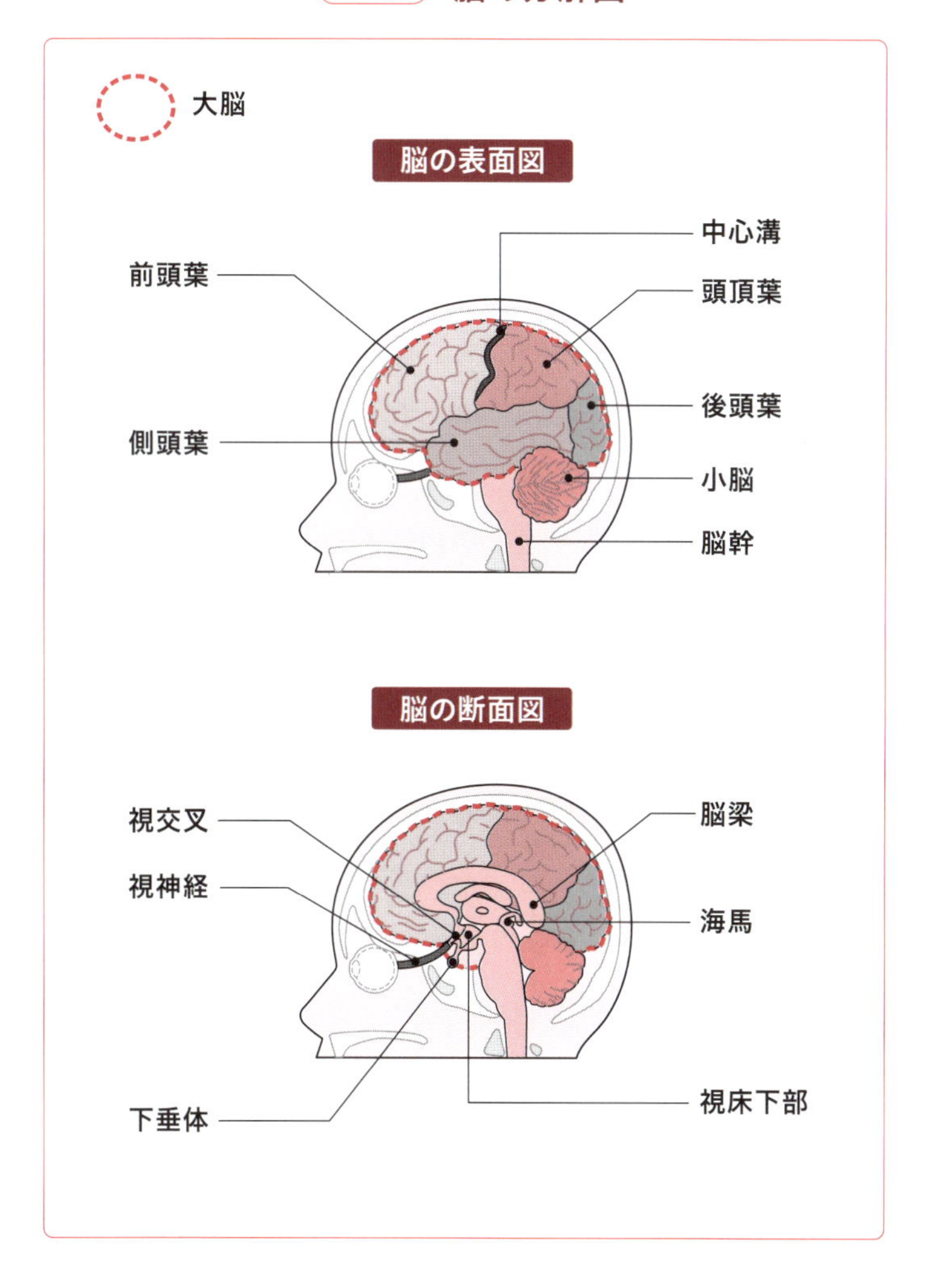

ている、これは確かでしょう。

どちらか一方がトリガー（引き金）となって、もう一方の毒性を引き出しているのかもしれません。

アルツハイマー型認知症の場合、アミロイドβやタウタンパク質の蓄積は、脳内のさまざまな部位で広範囲で起こっている可能性があります。

つまり、アミロイドβやタウタンパク質が蓄積することによって、アルツハイマー病以外にもさまざまな病気が引き起こされている可能性もあるのです。私たちは、そうした病気のなかで、記憶に関係する部分のみを「アルツハイマー病」と呼んで、注目しているだけなのかもしれません。

一方、アルツハイマー病の原因となっている物質が、アミロイドβとタウタンパク質だけではない可能性もあります。もしかしたら、まったく異なるタンパク質の変性や蓄積が関係しているのかもしれない。そうした可能性も否定できません。

本書では、最新の学説も含めて、アルツハイマー型とその他の認知症に関し、役立つ情報をできるだけわかりやすく紹介していきたいと思います。

1章

アルツハイマー病はタンパク質が引き起こす病気

病気で起こる脳と神経の変容

脳の栄養は糖と脂肪

アルツハイマー病は、異常なタンパク質が神経細胞を障害することによって起こる脳の病気です。しかし、いきなりタンパク質の作用や影響について話を始めてもわかりにくいかもしれないので、まずは脳と神経細胞について、脳とはそもそもどういうものなのか、神経とはどんなものなのかを説明しておきましょう。

言うまでもなく、脳こそは私たちが生きるために何より重要な器官です。ですから、私たちの身体は、最後の最後まで脳を守ろうとします。

脳は物理的にも化学的にも、二重三重に守られています。本章ではまず、そのシステムについて説明します。少々ややこしい話になりますが、我慢してお付き合いください。

物理的に見ると、人間の脳は、内側から軟膜、クモ膜、硬膜という三重の膜に覆われ、さらに硬い頭蓋骨に守られています。

膜の下にある脳は水分を除くと60％が脂肪のため、白っぽくて軟らかいお豆腐のように見えます。非常にもろく、頭を強くゆすられたり、何かにぶつかったりしただけで傷つくことがあります。「脳挫傷」と呼ばれる損傷です。

脳の表面には、細い血管が無数に通っています。その血管はプロローグに示したように、神経細胞（ニューロン）とグリア細胞、そしてそれらのネットワークに栄養や酸素を送っています。

神経ネットワークについては後で詳しく述べますが、大きく中枢神経系と末梢神経系に分かれます。中枢神経と末梢神経は働きや機能が大きく異なります。中枢神経は脳脊髄を司り、末梢神経は中枢神経の命令を身体の部位に伝えるとともに、部位からの情報を中枢神経に伝えるという役割を果たしています。

神経細胞は特殊な細胞で、他の細胞とはまったく異なります。最大の特徴は、その役割が情報伝達に特化していることです。

神経細胞は、核のある「細胞体」、他の細胞と情報をやりとりするための「樹状突起」と「軸索」（じくさく）から成っています（次ページ参照）。

脳を特徴づけているのは、神経細胞だけではありません。「グリア細胞」と呼ばれる特殊な細胞もあります。

プロローグで述べたように、人間の脳には４００億～１３００億個もの神経細胞があります。それだけでも驚くべき数字ですが、グリア細胞もほぼ同数存在します。神経細胞とグリア細胞で脳は構成されているのです（28ページ参照）。

もう少し詳しく説明しましょう。

神経細胞からは、他の神経細胞と情報をやりとりするための軸索という長い突起が伸びています。これは中枢神経系の細胞でも末梢神経系の細胞でも同じです。ただ、中枢神経ではその軸索を「髄鞘」（ずいしょう）と呼ばれる脂質の膜が包んでいるのに対し、末梢神経系では軸索はシュワン細胞に包まれています。髄鞘を形成している

図1-1 神経細胞

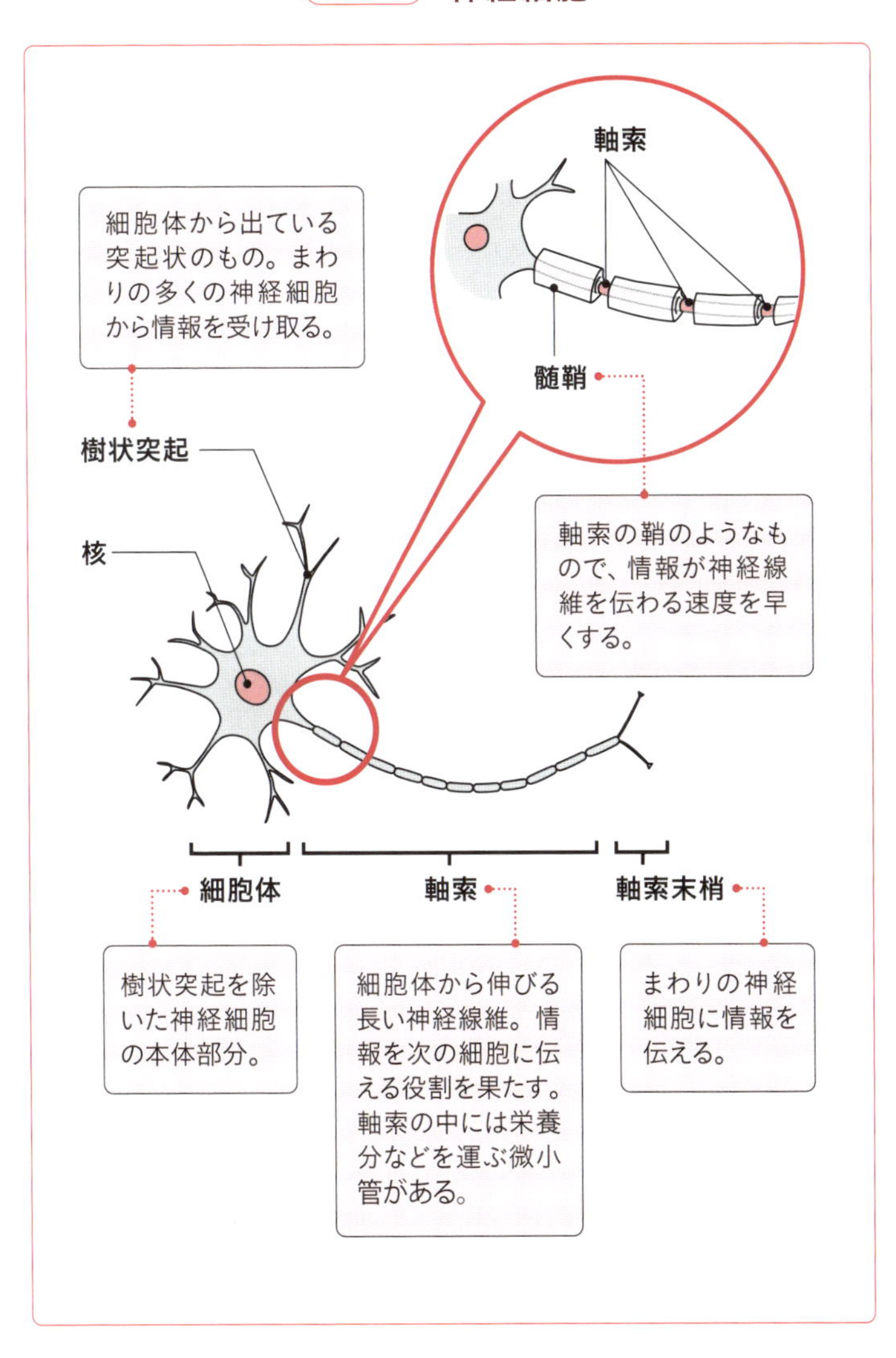
軸索
細胞体から出ている突起状のもの。まわりの多くの神経細胞から情報を受け取る。
髄鞘
樹状突起
核
軸索の鞘のようなもので、情報が神経線維を伝わる速度を早くする。
細胞体
軸索
軸索末梢
樹状突起を除いた神経細胞の本体部分。
細胞体から伸びる長い神経線維。情報を次の細胞に伝える役割を果たす。軸索の中には栄養分などを運ぶ微小管がある。
まわりの神経細胞に情報を伝える。

図1-2　神経細胞とグリア細胞のつながり

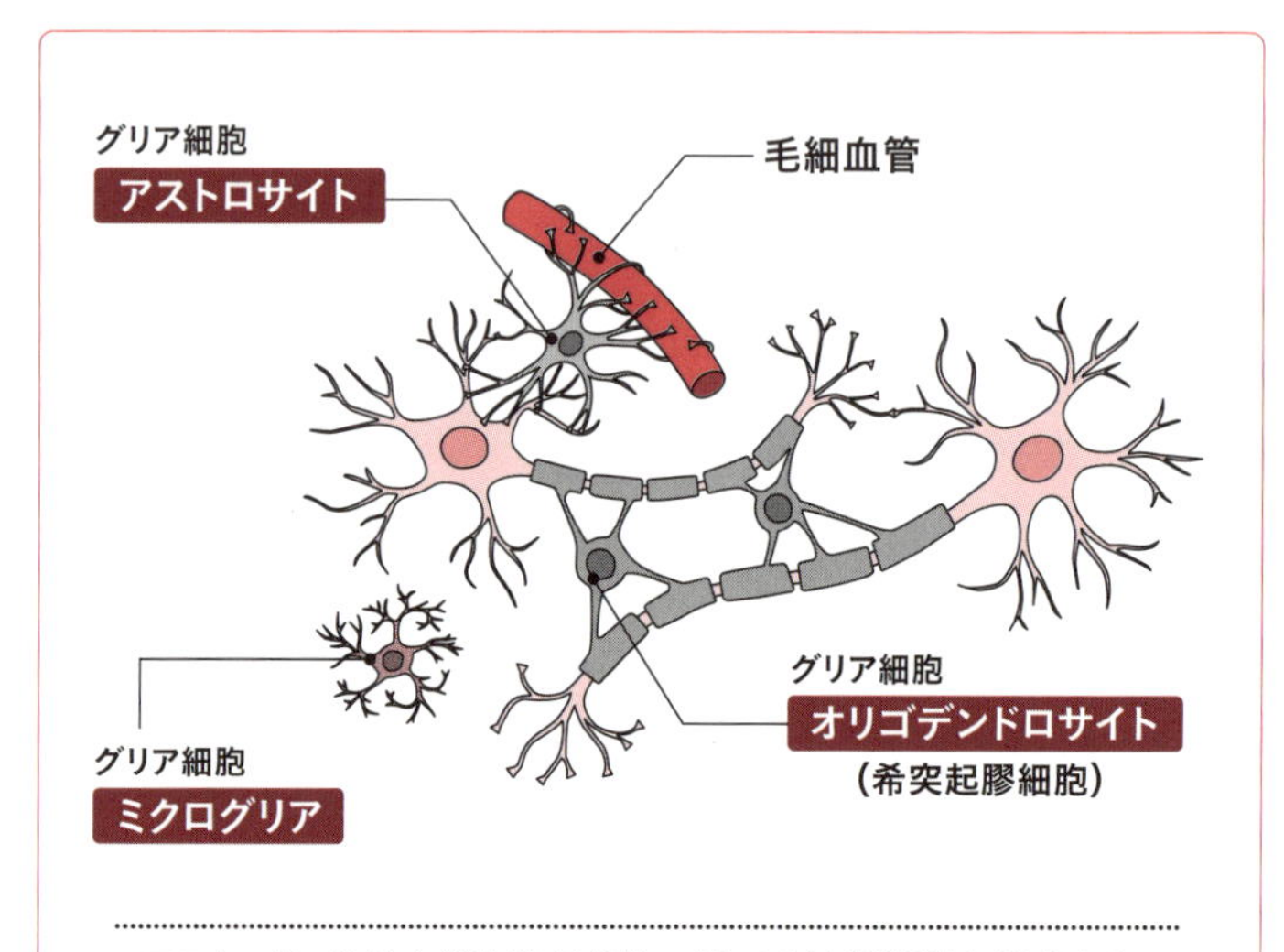

アストロサイトは血管と神経細胞の間で血液脳関門を形成する。オリゴデンドロサイト（希突起膠細胞）は軸索を取り巻き、髄鞘を形成する。ミクログリアは脳内で移動し、破壊された神経組織を貪食し除去する。

のはいずれもグリア細胞です。神経細胞どうしの情報のやりとりは軸索末端部分と樹状突起部分にシナプスが形成され、その間を電気信号で流れますが、髄鞘は油でできているため絶縁体として働きます。

神経の情報伝達は電気信号で伝えられると述べましたが、この髄鞘があることで信号は早く伝わります。もし髄鞘がなければ、私たちの身体の動きは大変にゆっくりとしたものになるでしょう。

グリア細胞は、神経細胞と違ってシナプスをもちません。ドパミンやセロトニンなどの神経伝達物質を放出することもありません。そのため、かつては何の役割ももたない細胞で、役割があるとしても神経細胞の機能を補完する程度だろうと考えられてきました。

しかし、グリア細胞を伴わない神経細胞は衰退するのが早いことなどから、無意味な存在ではないことがわかってきました。

前ページで示したようにグリア細胞にもいくつかの種類がありますが、それぞれの髄鞘を形成したり脳の免疫を通じて脳を守る働きをします。

情報の運び屋「神経伝達物質」

脳内の情報ネットワークにあって、神経細胞どうしの間で情報をやりとりする連絡

図1-3 **代表的な神経伝達物質**

種類	神経伝達物質名	働き
アミノ酸	アセチルコリン	神経を興奮させる作用をもつ。記憶、学習などに関与する。
	γ-アミノ酪酸（GABA）	神経の働きを鎮静する。不安や緊張、痙攣を鎮める。
モノアミン	ドパミン	行動を起こすときの動機づけ。快楽や喜びの感覚を引き起こす。依存性がある。
	ノルアドレナリン	神経を興奮させる作用がある。集中力や判断力を高めたりする一方、不安や恐怖を引き起こす。
ペプチド	セロトニン	ドパミンやノルアドレナリンの働きをコントロールする。精神安定作用。
	VIP（血管作動性腸管ペプチド）	神経に作用し、血管拡張、消化液分泌などに作用する。

係の役割を担っているのは「神経伝達物質」です。

神経伝達物質は脳の中で作られ、現在、20種ほどが確認されています（上表参照）。大きく分けるとアミノ酸、ペプチド類、モノアミン類であり、代表的なものはドパミン、セロトニン、ノルアドレナリン、アセチルコリンなどです。近年の研究では亜鉛イオンや一酸化窒素（NO）のような気体も神経情報を伝えることがわかっています。

脳を働かせるためには栄養が必要です。脳の栄養は、通常はブドウ糖です。深夜に勉強する受験生などがブドウ糖を補給するのは、脳がエネルギー不足の状態に陥るのを防ぐためです。

食糧が豊富な現在では、糖や脂質の摂り過ぎはメタボを招く原因として忌み嫌われます。しかし、人類誕生以来の長い歴史を見れば、それは飢餓との戦いでした。

生物にとって何より恐ろしいのは、脳が働くなることです。脳が栄養不足で機能を停止すれば、呼吸も止まり、心臓も止まります。

そんな危機的な状況を避けるために、脳は脂質を貯め込むようになりました。万が一、糖が枯渇したときに、脂質を転化して代替エネルギー源として使うためです。脂質は1gあたり9キロカロリーのエネルギーを生み出すことができます。糖やタンパク質は約4キロカロリーですから、脂質のほうが2倍以上も効率がいいのです（次ページコラム参照）。

最後の最後まで、脳の栄養を確保しておこうとする、生物としての執念のようなものを感じます。

column

緊急事態に備える「ケトン体」

脂質から生じるエネルギーの形態の一つに「ケトン体」があります。脂肪の合成や分解の過程で発生するアセトン、アセト酢酸などの総称です。ケトン体は脳や身体に効率よくエネルギーを供給できるため、ダイエット中の人や高齢者で思考力が低下した人にブドウ糖の代替エネルギーとして利用されます。ただしケトン体は酸性なので、過剰に生じると血液のｐＨが低下して身体が酸性化し、腹痛や嘔吐、意識障害などを引き起こします。そうした状態を「ケトアシドーシス」と呼びます。糖尿病の患者さんに多い喉の渇き、多尿、嘔吐、体重減少などの症状もケトアシドーシスの一種です（糖尿病性ケトアシドーシス）。

図1-4 中枢神経と末梢神経

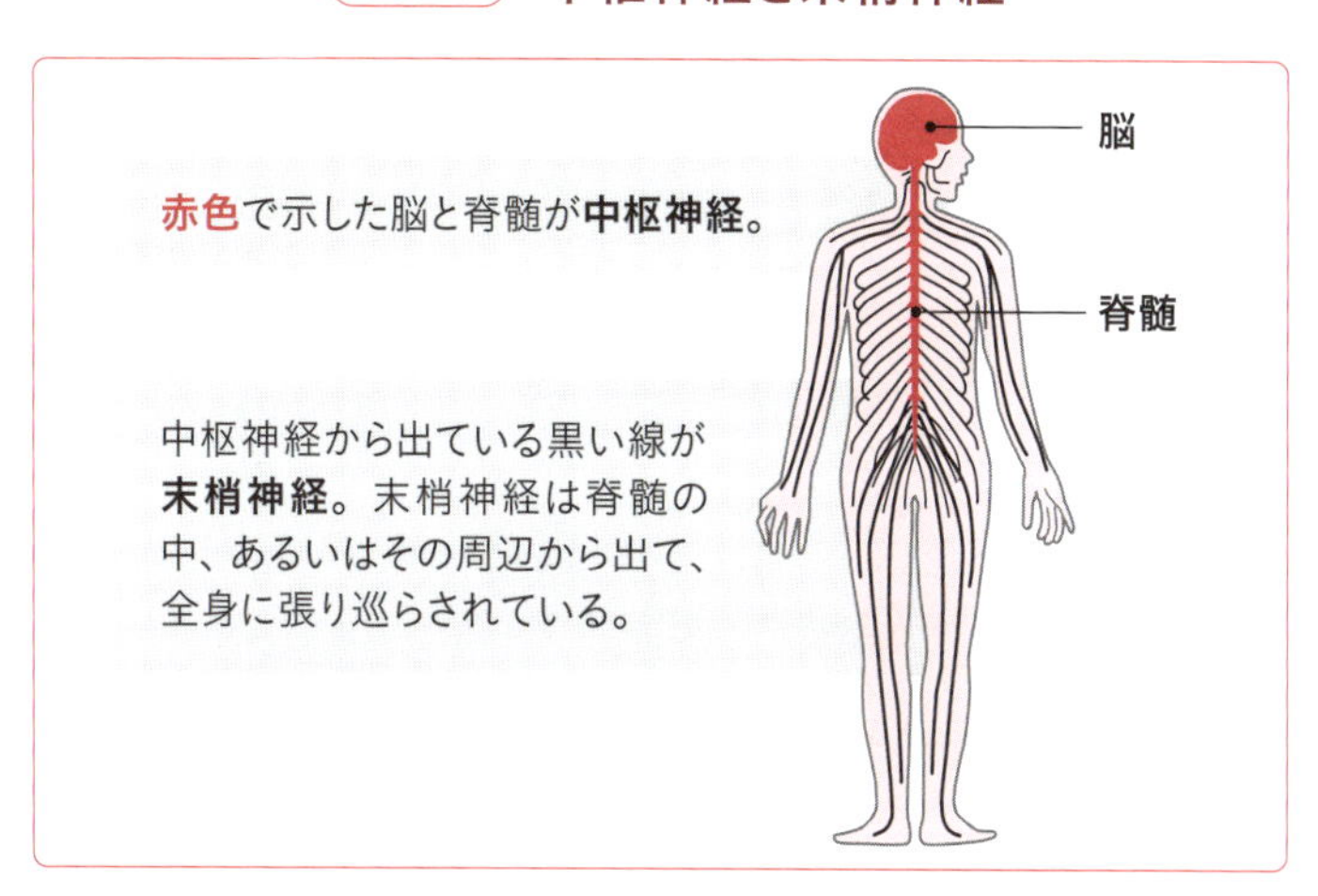

中枢神経と末梢神経はこれだけ違う

脳を守る仕組みは、神経系統のネットワークにも見られます。

私たちの身体は、目や鼻などの感覚器官から手や足の先まで、すべてが脳からの指令によって動いています。

25ページで軽く触れましたが、中枢神経と末梢神経では、基本的な機能に違いがあります。たとえば、末梢神経は再生します。これは末梢神経の軸索を包む「シュワン細胞」のおかげです。末梢神経は細胞自体が生きていれば、軸索が切れてもふたたび軸索が伸びて再生するのです。

一方、中枢神経（脳）は外傷や病気によって損傷を受けたら再生することがありません。現在は、この再生ができない仕組み（特殊なタンパク質が軸索の伸長を阻害する）がわかってきており、三種の抑制因子が見つかっています。

また中枢神経は、自律神経の支配を受けません。

自律神経とは、本人の意思に関係なく1日24時間、休まずに働く呼吸、心臓などをコントロールする神経です。

自律神経は「交感神経」と「副交感神経」から成り、両者は拮抗する関係、つまり一方が優位になるともう一方の働きが弱まるという関係にあります。仕事中や活動中、興奮したとき、ストレスを受けたときなどに優位になるのが交感神経。休憩中や睡眠中に優位になるのが副交感神経です。

図1-5 血液脳関門

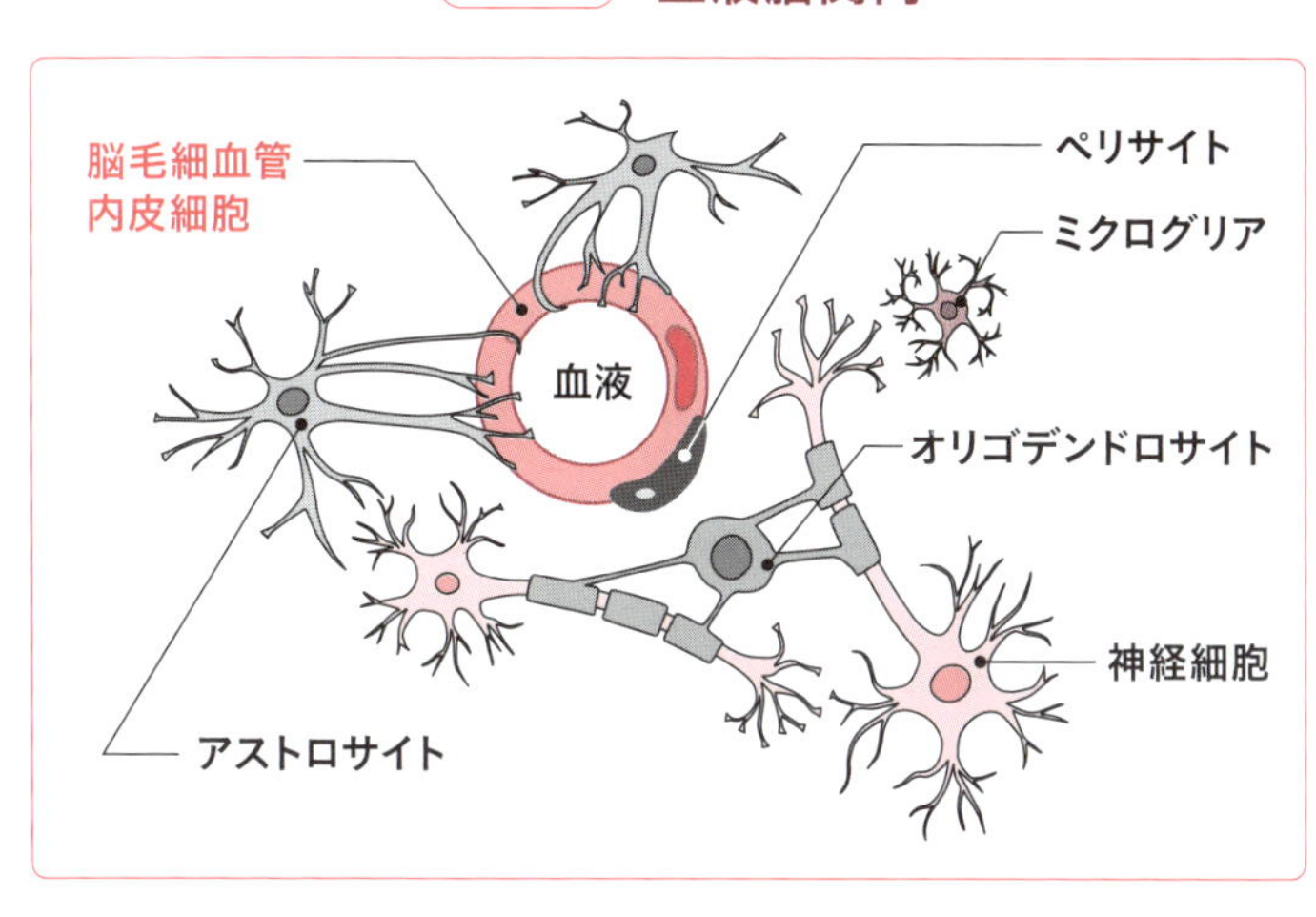

脳は血液の脅威からも守られている

化学的に脳を守るための究極のしかけとして、最後にお話ししたいのが「血液脳関門（Blood Brain Barrier＝BBB）」についてです。

血液脳関門は後頭部の下、脳と脊髄をつなぐあたりにあります。

「関門」と言っても、ゲートのような構造物ではありません。血管の内膜を覆うように内皮細胞がびっしりと並んだ部分のことです（上図参照）。ちなみに、脳にある毛細血管の総延長はじつに650㎞にも及び、細胞膜の表面積は12㎡にもわたるとされています。この部分では血管の壁そのものが関門となっているのです。

この血液脳関門は何から脳を守っているのでしょうか。

血液脳関門の役割は、大きく二つ考えられています。第一は、全身を流れる血液と、脳内にある脳脊髄液の間における物質の交換、つまり脳に必要な物質を血液から受け取り、不要な物質を送り返すこと。第二には、血液中に含まれる病原体や有害物質が脳内に侵入するのを防ぐことです。

全身を循環する血液は、酸素や栄養素だけでなく細菌やウイルスなどの病原体も有害物質も運搬してしまいます。そのため、血液から脳脊髄液に入り込もうとする物質を選択し、制限する必要があります。つまり、血液脳関門は外界の脅威から脳を守る役割を担っているのです。

それでは、どんな物質なら脳血管関門を通過することを許され、どんな物質は拒絶されてしまうのでしょうか。

血管は血液を流す器官ですから、基本的には水分を通します。ところが、血液脳関門の壁は疎水性であり、水に溶けやすい物質は通過できません。私たちが服用する薬は水に溶けやすく、ある程度の大きさがあります。このため、脳には薬が届きにくいのです。

一方、親油性であるため、脂質に溶け込んだ物質はやすやすと壁を通り抜けて脳内に入ります。危険な細菌類などは、脂質のなかでは呼吸ができず溺死してしまいますから、脳も安心して脂質を受け入れるのでしょう。

厳重に守られているはずの脳に寄生虫が侵入？

ところが血液脳関門は、分子量500以下の小さくて油に溶けやすい物質は通してしまいます。アルコール類やカフェイン、ニコチンなどは油に溶けやすく、十分に小さいのでそのまま脳内に侵入してしまうのです。そのため、アルコール中毒も、コーヒー中毒も、ニコチン中毒も、血液脳関門では防ぐことができません。

最近、脳の専門医たちに大きなショックを与えるニュースが相次ぎました。

２０２３年夏、オーストラリアの首都キャンベラで、その前年、記憶障害やうつ症状を訴えていた60代の女性の脳を手術したところ、前頭葉から長さ８㎝の生きた線虫が見つかったという発表がありました。

現地に生息するニシキヘビによく見られる寄生虫でした。最長で２か月間、女性の脳内で生きていたと推測されます。感染したのは、おそらく自宅近くの湖で野草を摘んだとき、ニシキヘビの糞に触れたことだと考えられています。人間の脳から感染性のある生物が発見されるなど、前代未聞の出来事でした。

翌２０２４年、今度はアメリカで、片頭痛に苦しむ男性の脳内から、サナダムシの幼虫の嚢胞（のうほう）が見つかったという報告がありました。

その男性はふだんから生焼けの肉を食べるのが好きで、そのときも生焼けのベーコンを食べたことが感染につながりました。

サナダムシはさほど珍しい寄生虫ではありません。ただし通常、生きながらえるのは人体の消化管だけのはずでした。そのサナダムシの幼虫が、人間の脳内から見つかったのです。現地の医師たちは、「アメリカでは非常に珍しいケース」として、ショックを受けています。

以前から条虫などが脳に移行する例は日本にもありました。有名なものは川で泳ぐことで住血吸虫に感染する例があります。一時期、農薬や衛生状態の改善で絶滅したかに思えましたが、近年、グルメブームでジビエ料理を食したり、室内でペットを飼育するため、寄生虫による脳感染症が再び増えています。

神経細胞の「死」とは？

アルツハイマー病では、厳重に守られているはずの脳内で、大切な神経細胞が次々と死んでしまいます。神経細胞が死に、神経細胞から成る情報ネットワークが壊れ、脳が萎縮していきます。

神経細胞が死ぬとはどういうことなのでしょう。

生物の身体にあるさまざまな臓器や器官を形づくっている無数の細胞は、新しく生まれたり、不要になって排除されたりして、つねに新陳代謝をくり返しています。しかし、脳の神経細胞だけは、長く再生しないと考えられてきました。

脳は18～20歳くらいで完全に出来上がります。したがって、その年齢までは脳は作られ続け、脳重量は増えます。ところが、その後は脳の細胞を作るための幹細胞（ステムセル）が消失し、脳重量は非常にゆっくりと減っていきます。このように脳は再生しないと思われていましたが、１９９０年代に入り、成人の脳でも記憶に関係する「海馬」の近傍に幹細胞があり、一部の神経細胞だけは再生することがわかりました。

細胞が死ぬ原因や死に方はいくつかのパターンあります。その一つが「アポトーシス」です。

アポトーシスは「細胞の自然死」とも呼ばれます。細胞自体が自らの組織をより良い状態に保つため、積極的に生まれ変わろうとする死に方です。細胞自体にあらかじめプログラムされた「細胞の自殺」とも言えます。

アポトーシスを起こした細胞は本来の機能を果たすことができませんから、身体にとって不要なモノとなります。私たちの身体は、不要なモノは排除しようとします。マクロファージなどによって食べられ、クリーニングされてしまうのです。

マクロファージは脳以外の全身の組織に分布する免疫細胞の一つです。体内に異物や病原体が侵入するとすぐに出動して集まり、どんどん食べ、飲み込み、消化してしまいます。これを「貪食」(どんしょく)と呼びます。よけいなものを貪食することによって体内を掃除し、殺菌し、同時に自らは栄養を得て活性化します。

こうした貪食を行う免疫細胞を「貪食細胞」とも呼びますが、マクロファージはその代表的なものです。

マクロファージは、異物や病原体だけでなく、死んだ細胞も貪食します。死んだ細胞が体内に蓄積するのは好ましくない状態だからです。このように、細胞自体が自分自身を貪食することを「オートファジー」と呼びます。

この仕組みを解明したことによって2016年のノーベル生理学・医学賞を受賞したのが、東京工業大学の大隅良典（おおすみ　よしのり）教授です。大隅教授は麹菌を研究するなかで、オートファジーの過程を光学顕微鏡で初めて確認し、オートファジーが機能しなければ新しい細胞が芽吹かないことを証明しました。

オートファジー研究は単に不要なタンパク質などを除去するだけでなく、私たちの身体が不要なタンパク質を分解し、それを原料にして新しいタンパク質を作ること、すなわち身体がリサイクルしていることも明らかにしました。

オートファジーには常に一定量が働き続ける基礎オートファジーと、飢餓状態の時に働く誘導オートファジーがあります。飢餓時オートファジー（誘導オートファジー）の本質はタンパク質の再利用です。食べなくても古い細胞を新しい細胞に変えます。

アミロイドβは脳にとっては異物ですから、貪食して消失させればよいのですが、現在のところアミロイドβは細胞内に溜め込むだけで（これを「エンドサイトーシス」と言います）、分解しない、できないことがわかっています。

私たちの体内にある細胞はすべて、少しずつではありますがクリーニングと再生をくり返し、毎日、入れ替わっています。すべてが入れ替わるためにかかる期間は、胃の粘膜が約3日、皮膚が約1か月、血液が約4か月、肝臓や腎臓などは約1年と考えられています。

神経細胞が死ぬと脳はどのように萎縮するのか

神経細胞が死滅すると、ドパミンなどの神経伝達物質を分泌できなくなります。神経伝達物質は神経細胞の樹状突起から放出されるのですが、神経細胞が死に始めると、樹状突起には酸素も栄養素も届きません。結果、神経伝達物質を出すこともできず、受容体としても機能しなくなってしまいます。そして働かなくなった神経細胞は、ミクログリアなどによって排除され、減少します。

アルツハイマー病の場合は、細胞の1個、2個が死ぬわけではなく、神経ネットワークごと消失します。こうして脳の萎縮が始まります。

図1-6　アミロイドPETの画像

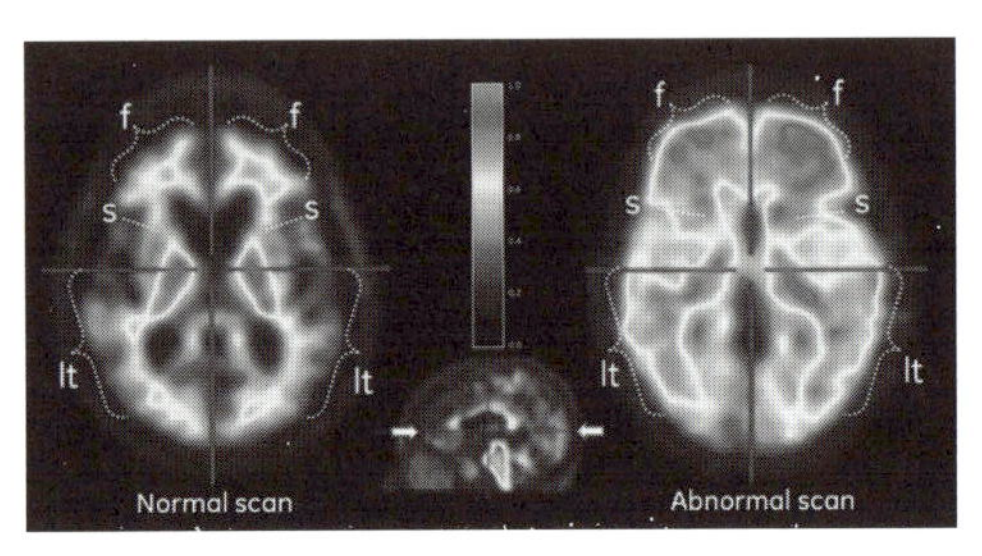

アミロイドPETで撮影した正常な脳（左）と
アミロイドβが蓄積した脳（右）

GE ヘルスケア・ジャパン提供

アルツハイマー病を画像として診る方法はCT（コンピュータ断層撮影）とアミロイドPET（陽電子消滅断層撮影　PET：Positron Emission Tomography）があります。前者は脳の形を見ることができ、後者は脳内に溜まったアミロイドβの状態を観ることができます。アルツハイマー病で脳が萎縮していれば、前者でも診断ができます。

神経細胞が死に始めると、再生することはありません。脳全体が小さくなっていきます。プロローグでも記したように、脳の周りには硬膜という透明の薄い膜がありますが、硬膜は一緒に縮む場合もあれば、縮まない場合もあります。

脳が縮めば硬膜との間に隙間ができて水分や血液などが溜まるのではないかと思われるかもしれませんが、何も溜まりません。一時的には水分などが溜まるかもしれませんが、すぐに硬膜が押さえつけてしまいます。水分が溜まると脳圧が上がり、危険だからです。

神経細胞が死んで脳が萎縮を始めてもなお、私たちの身体は脳を守り、脳圧をコントロールしようとするのです。

タンパク質の「変性」とは？

ところで「タンパク質」と聞いたとき、一般の方々の頭に浮かぶのは、おそらく「三大栄養素」とされるタンパク質、脂質、糖質の一つでしょう。生活習慣病などとの関連で脂質や糖質が忌避されがちな現在、タンパク質だけは高齢者の筋肉作りのために積極的に摂取したい良好な栄養素と考えられているようです。

しかし、化学者の頭のなかにあるタンパク質の姿は違います。生物のあらゆる活動を支えるきわめて重要な物質ではありますが、化学的に見れば、20種類のL-アミノ酸がつながった高分子化合物に過ぎません。ただし、単純なアミノ酸化合物ではなく、さまざまな立体構造と機能をもっています。

なかでも、2個から50個くらいのアミノ酸が鎖状につながった化合物を「ペプチド」と呼びます。それ以上の長さをタンパク質と呼ぶ場合もあります。アルツハイマー病を引き起こすアミロイドβも、36個から43個つながった長いペプチドです。

そうしたタンパク質の化学構造は、αヘリックスやβシート（いずれもタンパク質の二次構造の基本モチーフの一つ）のような二次構造が相互作用で折り畳まれ、複雑な三次構造を取ります。

一般の人にとってタンパク質の構造といえば、高校の化学の授業で習ったアミノ酸の配列である一次構造かもしれませんが（これをポリペプチド鎖といいます）、実際のタンパク質の構造はポリペプチド鎖が折り畳まれたαヘリックスやβシートのような二次構造をつくり、さらにこの二次構造が組み合わさって立体構造の三次構造をつくっています。

しかしその構造は熱や酸、アルカリ、圧力などの原因により変化することがあります。アミノ酸配列が変わり、立体構造が変化して、本来の機能が失われてしまうのです。これを、タンパク質の「変性」と呼びます。

正常なタンパク質と、変性したタンパク質とでは、生物が栄養として摂取する場合はすべて同じアミノ酸となります。したがって、変性しても問題はありません。

レビー小体型認知症もタンパク質が原因

アルツハイマー病の原因も、タンパク質が変性したアミロイドβの蓄積と考えられています。しかし、その発症機序はとても複雑で、現在でもわからないことがたくさんあります。

それら諸点については2章と3章で詳しくお話ししますが、ここでは認知症のうち

図1-7　認知症の原因疾患

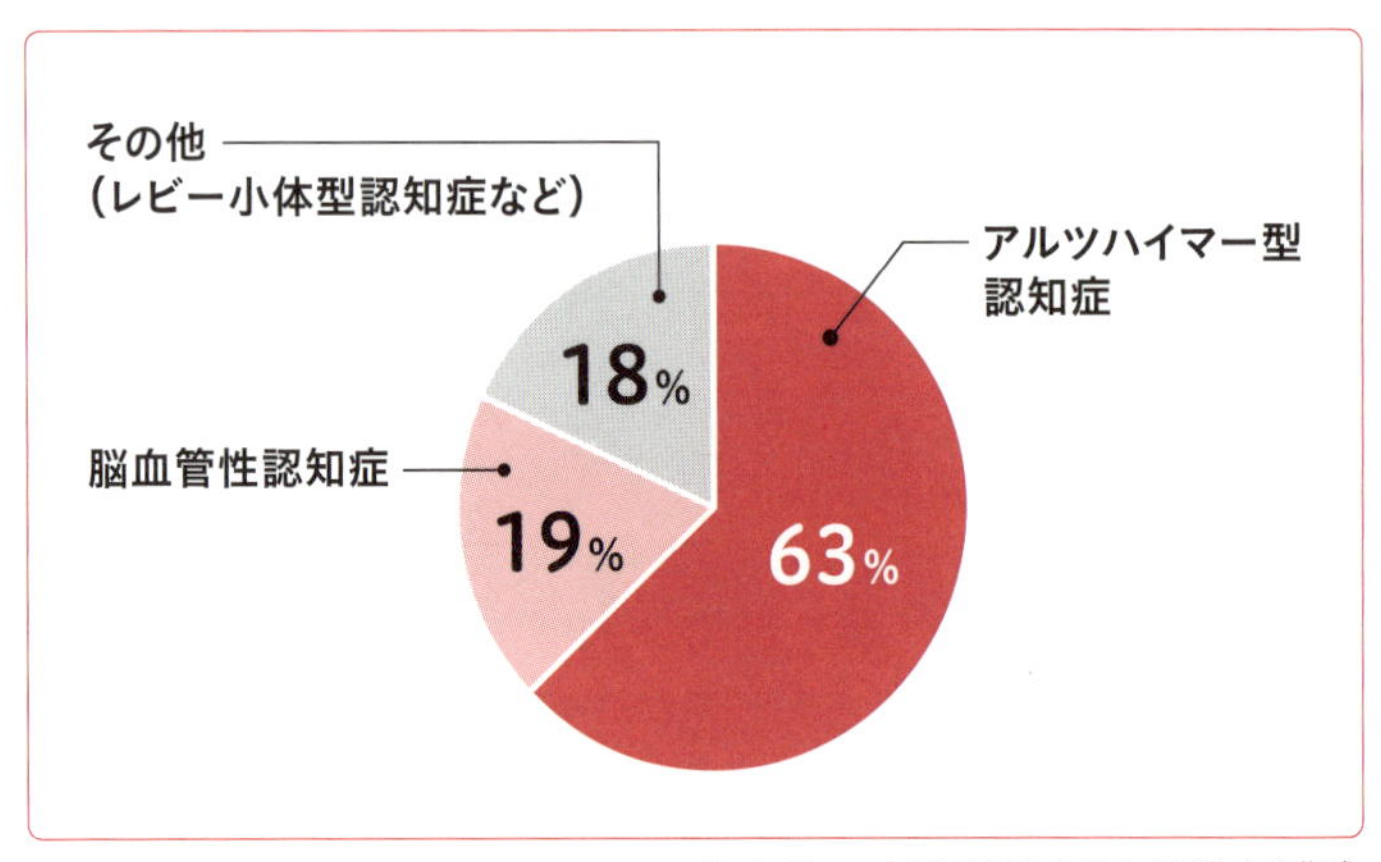

Arch Neurol 59, 1109-1112, 2002より作成

約20％を占める「レビー小体型認知症」について説明しておきましょう。

レビー小体型認知症は、かつてはアルツハイマー病としてひとくくりに考えられてきました。しかし、1976年に横浜市立大学の小阪憲司（こさか　けんじ）教授によって別の病気として提唱されました。

レビー小体型認知症の患者さんには、認知症を発症する前からパーキンソン症状（じっとしていても身体が震えたり、手足の動きが遅くこわばったりする運動障害）が生じます。原因は「レビー小体」と名付けられた円形タンパク質です。

図1-8 アルツハイマー型とレビー小体型の違い

	アルツハイマー型認知症	レビー小体型認知症
初期症状	物忘れ	幻想 抑うつ レム睡眠行動障害
特徴的な症状	物忘れ 記憶障害にもとづく妄想 徘徊 睡眠障害	パーキンソン症状 幻視 レム睡眠行動障害 認知機能障害 自律神経障害 抑うつ
画像所見	CT／MRI （初期の所見）海馬の萎縮	CT／MRI （初期の所見）著変なし
男女比	女性に多い	男性にやや多い

小阪教授は1980年にレビー小体型認知症について発表しましたが、当初、学会ではほとんど顧みられませんでした。

現在では、レビー小体型認知症特有の症状として、認知機能障害や記憶障害より早くパーキンソン症状が現れ、他に自律神経障害、幻視、うつ病など特徴的な症状が出ることが認められています。レビー小体は脳だけでなく末梢の神経にも現れるので、アルツハイマー病と異なり、全身にさまざまな症状が出る病気なのです。

では、レビー小体が蓄積すると細胞内でどんなことが起こるのでしょうか。

図1-9　ドパミン不足が運動機能低下を招く

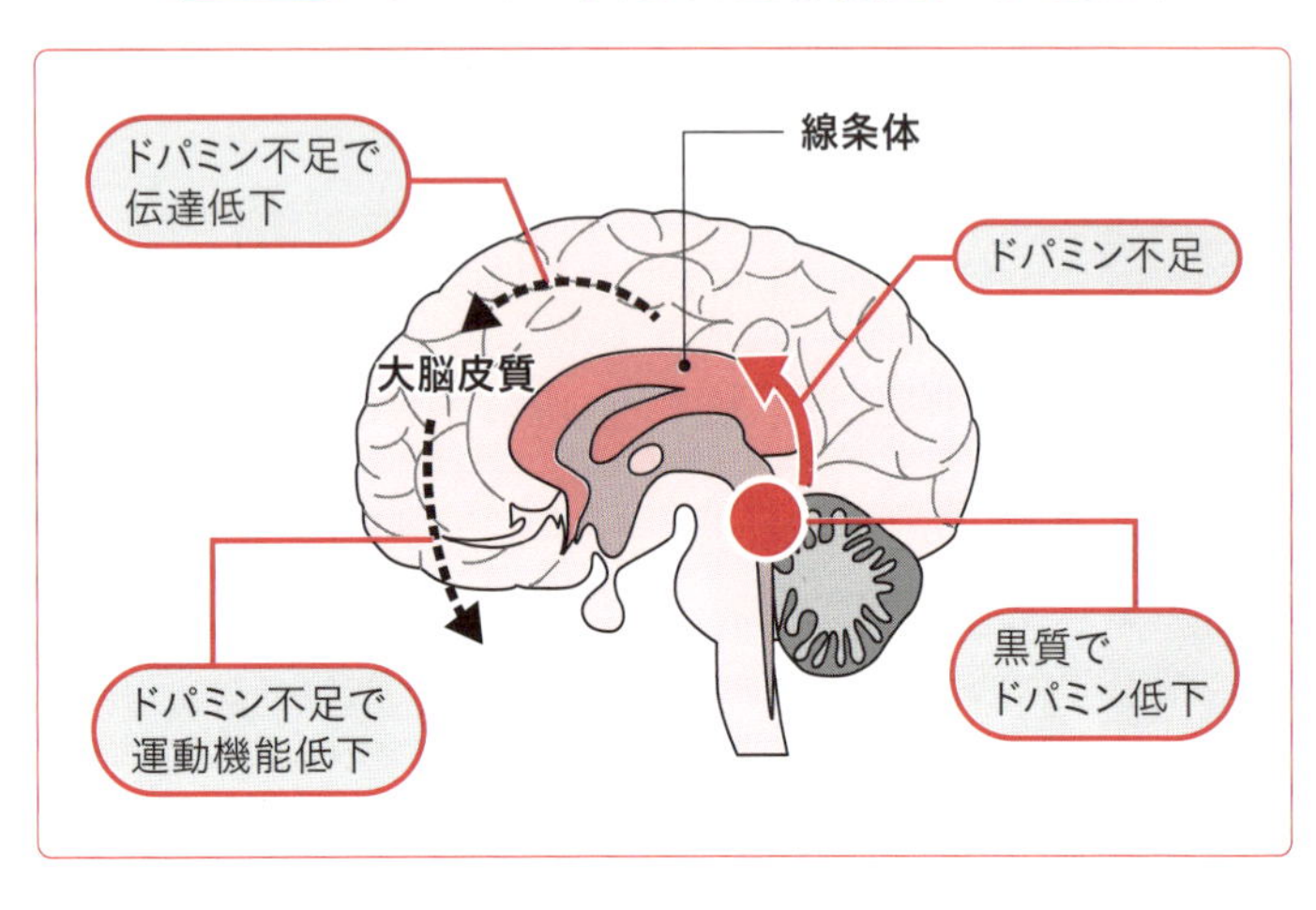

どこに蓄積するかによって症状も違うのですが、脳の神経細胞に蓄積が生じたときは、中脳の黒質（こくしつ）にある「ドパミン神経細胞」を破壊します。ドパミン神経細胞が壊れると、ドパミンの分泌が減ります。分泌が減ると運動機能が衰えて、パーキンソン症状が現れます（上図参照）。

しかし、ドパミンの減少が引き起こす症状はそれだけではありません。しだいに大脳皮質や扁桃など脳の記憶に関係する領域にまで影響が及び、認知症や幻視、うつ病などの神経症状を呈するようになるのです。

エピソード記憶と物忘れ

レビー小体型認知症と異なり、アルツハイマー病の場合、発症初期からパーキンソン症状などの身体症状が出ることはありません。ただし、アルツハイマーでも症状が進むと身体症状も出てきます。あくまでも「認知機能」の障害です。

認知機能は「知的機能」とも言われます。ものごとを理解したり、記憶したり、判断したり、論理的に説明したり、合理的に行動したりする能力のことです。こうした能力が低下することにより、社会生活を送るうえで支障が生じるのが「認知症」です。

アルツハイマー型認知症では、早い時期から記憶障害が診られます。とくに、「短期記憶」と「エピソード記憶」の障害が見られる点が特徴的です。

短期記憶は「近時記憶」とも呼ばれ、今現在から遡って数分から数か月の間の出来事に関する記憶です。「さっき話したばかりのことを覚えていない」「昨日、冷凍食品をたくさん買ったばかりなのに、また買ってしまった」などという場合は短期記憶の障害が疑われます。アルツハイマー病の患者さんは、少し前の出来事も覚えていないのです。一方で、昔の記憶である「遠隔記憶」は比較的保たれます。

エピソード記憶は「イベント記憶」とも呼ばれる叙事的な記憶です。そこには個人的な感情がともなう特別な出来事や情報が含まれています。夫婦で懐かしい土地を旅行したとか、孫が小学校に入学したなど、言ってみれば、「日記に書き止めておきたいような出来事」です。

エピソード記憶と対照的な記憶に、「意味記憶」があります。意味記憶は一般的な知識です。個人的な思いや経験とは関係がないため忘れやすいとされています。しかし、エピソード記憶は忘れにくく、高齢者であっても比較的、覚えていることの多い記憶です。

ところが、アルツハイマー病が進行すると、エピソード記憶も忘れてしまいます。たとえば、前夜、恩師の受賞パーティで知り合った人の名前が思い出せない…。これは高齢者なら誰にでも起こる「物忘れ」です。しかし、恩師の受賞パーティに出席した事実すら忘れているとしたら、アルツハイマー病が疑われます。

認知症に関連してもう一つ、よく指摘されるのは、「昨日のことは忘れているのに、昔のことはよく覚えている」という事実です。これは、海馬の機能に関係すると思われます。昔のことである遠隔記憶は海馬に保存されたあと大脳皮質に移動し、大切な情報として保存されます。一方、昨日のことである短期記憶はこれも最初は海馬に保存されたあと、海馬が忘れてもよい情報と判断されて忘れるとされます。

以下、2章と3章で、アルツハイマー病の原因と考えられている二つのタンパク質、アミロイドβとタウタンパク質について考えていきましょう。

2章

アルツハイマー病
発症原因の一つ

神経細胞外で起きる
「アミロイドβ」蓄積のメカニズム

アミロイドβの発見

「アルツハイマー」という病名は、認知症の症例を研究して、1906年に初めて発表したドイツのアロイス・アルツハイマー博士にちなんでいます。

アルツハイマー博士は、亡くなった認知症の女性の脳を解剖して、脳の外側に多数のシミがあることを発見しました。アルツハイマー病に特徴的な「老人斑」です。しかし、長い間、シミの正体はわかりませんでした。そのシミがアルツハイマー病の原因なのか、結果なのかもわかりませんでした。

1980年代に入り、老人斑は「アミロイドβ」の塊だとわかってきました。アルツハイマー病の発症原因として真っ先に槍玉に挙げられる物質こそ、このアミロイドβです。

1992年、イギリスのジョン・ハーディー教授（ロンドン大学）が「アミロイド仮説」を発表します。「神経細胞の外側にアミロイドβが蓄積することで老人斑が生じ、

図2-1 老人斑と神経原繊維変化

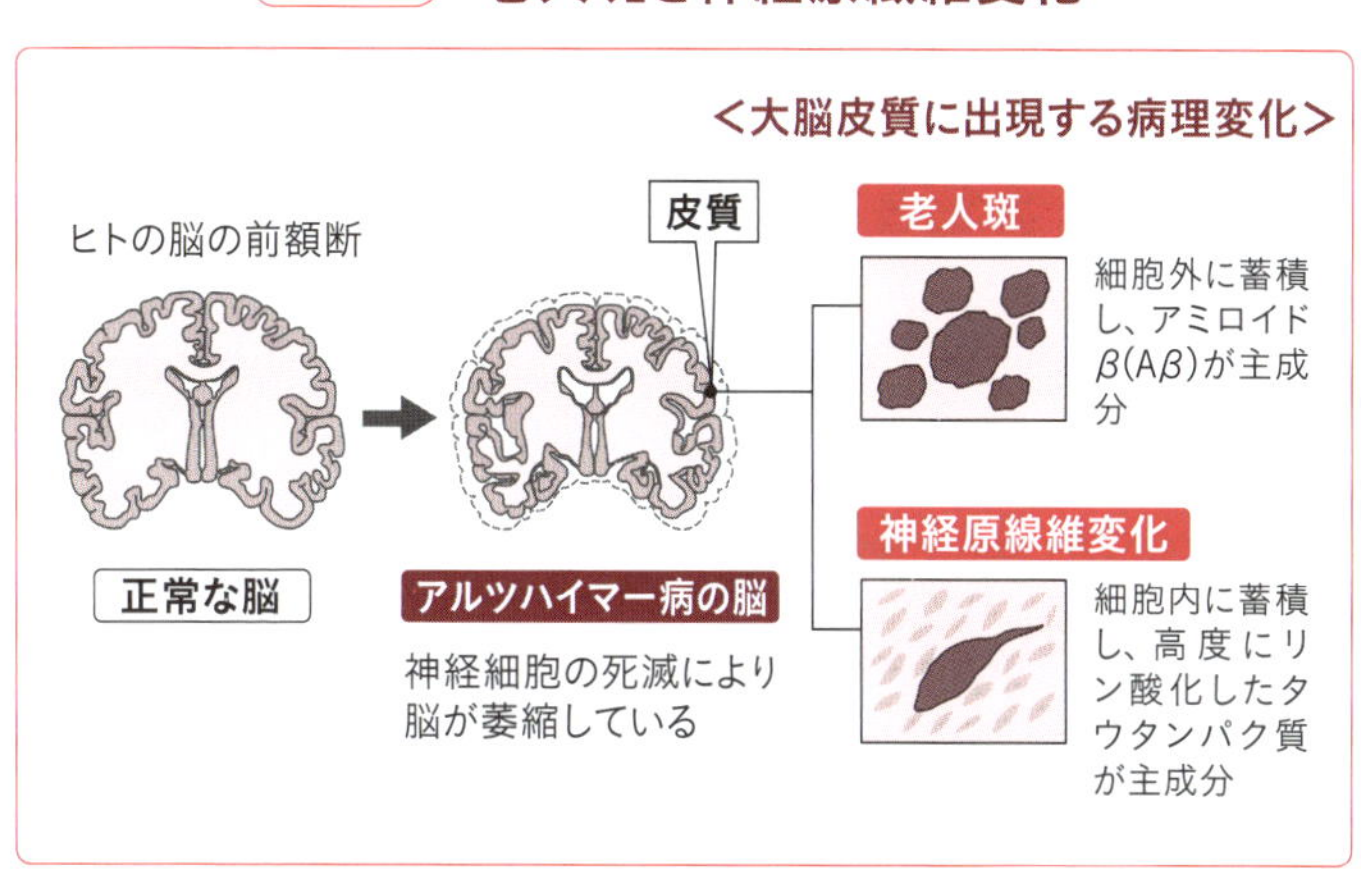

（「東京都健康長寿医療センター　老化制御研究チーム」の資料をもとに作成）

内側で神経原線維変化（後述参照）が生じて神経細胞が死に、脳が萎縮して認知症を発症する」というものでした。

「神経原線維変化」は、「タウ」というタンパク質が過剰にリン酸化して神経細胞内に凝集したものですが、詳しくは3章でお話しします。

当時は死体剖検（ぼうけん）における所見でしたので、アルツハイマー病が最後まで進展した状態でした。アミロイドβが蓄積する原因や神経原線維変化が起こる原因、それらが神経細胞を殺す機序までは解明できませんでした。とくに神経原繊維変化についてはは神経細胞内のことでもあり、原因なのか結果なのかが不明でした。しかし、少なくともその頃から、アミロイドβがアルツハイマー病の発症因子だという認識が定着し始めたのです。

わずか三十数年前の出来事です。アルツハイマー病研究の歴史はそれほど浅いということです。その後の三十数年の間に新しくわかってきたこともたくさんありますが、今なおわかっていないこともたくさんあります。

さまざまな治療法や治療薬の開発も試みられてきました。

たとえば、発症前にアミロイドβを注射することで抗体をつくり、免疫によってアミロイドβを攻撃、排除しようとするワクチン療法。1999年に『ネイチャー』誌上で発表され、注目を浴びました。マウスによる実験では成功したのですが、人体での治験では重篤な副作用が出たため、やむなく中止となりました。この頃はがんに対してもワクチン療法が盛んに研究され、今日（こんにち）のがん免疫療法につながっています。

副作用を最小限に抑えながら人工的な抗体をつくろうという試みも進展しました。いわゆる「抗体医薬」の開発です。２０２３年9月に厚労省によって承認されたエーザイの「レカネマブ」もアミロイドβ抗体医薬です。

しかし、たとえアミロイドβの蓄積を止め、老人斑を除去することができても、アルツハイマー病の改善や治癒を望むことはできません。ワクチンとは、若い時に打って、未病の状態で予防するものなので、アルツハイマー病を発症してからの対応では間に合わないのです。

そもそも「アミロイド」とは何か

アミロイドβについて詳しくお話しする前に、まずは「アミロイド」について簡単にまとめておきましょう。

アミロイドとは、不溶性で強固な構造をもつ、線維状のタンパク質の総称です。元々は見た目が繊維（炭水化物）だったので、ラテン語の「でんぷん」からアミロイドと名付けられました。生物の組織は多くのタンパク質から成っています。アミロイドはそうしたタンパク質の性質が変わり、水や血液に溶けない線維状の塊となったもので、アミロイドβもその一つです。「β」はタンパク質の構造の一つである「βシート」の形から名付けられました。

タンパク質には、大きく分けて、「線維状タンパク質」と「球状タンパク質」があります（次ページ参照）。

「線維状（繊維状）タンパク質」は、10個以上のアミノ酸がつながった「ポリペプチド」と呼ばれる鎖が、さらにいくつかからみ合って繊維の束のようになったもので、棒や針金のような細長い構造をしています。水に溶けず、壊れにくいため、骨や筋肉など身体の構造を支える細胞組織に多く含まれます。皮膚に含まれるコラーゲンや、毛髪に含まれるケラチンも線維状タンパク質です。温度や圧力、pHの変化などにより変性すると、元の状態に戻らないという特性もあります。

一方の「球状タンパク質」は、ポリペプチドの鎖が折り畳まれるような構造で、ほ

図2-2 線維状タンパク質と球状タンパク質

分類	名称	特徴など
線維状タンパク質	ケラチン	不溶性、濃アルカリに溶ける。毛髪・爪などをつくる。
	コラーゲン	不溶性、水と煮るとゼラチンを生じる。軟骨・腱・皮膚などをつくる。
	フィブロイン	不溶性、希酸には溶けないが強酸には溶ける。絹糸・蜘蛛の糸など。
球状タンパク質	アルブミン	可溶性、熱で固まる。卵白。
	アミラーゼ	水に溶ける。炭水化物を分解。
	グロブリン	水には溶けないが塩類水溶液には溶ける。卵白。
	グルテリン	希酸・希アルカリには溶ける。小麦。
	プロラミン	80%アルコールに溶ける。小麦、大麦。

ぼ球状です。水溶性で壊れやすいのが特徴です。健康診断で肝臓の状態を判断する数値として知られるアルブミンのように、血液中に溶け込んで他の物質を運んだり、酵素として働いたりします。唾液に含まれるアミラーゼも球状タンパク質です。

線維状タンパク質も球状タンパク質も、適度な量で適正な場所に存在するかぎり、生体にとって有益な物質です。たとえば、コラーゲンはさまざまな臓器に適量ずつ存在し、臓器の組織に弾力を与えます。

ところが、傷害や炎症などが原因で細胞と細胞の間の「間質」（かんしつ）にタン

図2-3 アミロイドが関与する病気の例

病名	原因となるタンパク質
アルツハイマー病	アミロイドβ
パーキンソン病	α-シヌクレイン
筋萎縮性側索硬化症（ALS）	TDP43
牛海綿状脳症（狂牛病 BSE）	プリオン
ハンチントン病	ハンチンチン
関節リウマチ	血清アミロイドA

パク質が溜まり、細胞の働きを阻害することがあります。たとえば手術痕の皮膚が盛り上がって見えるように、傷つけられると身体はそれを守るために余分に組織を作ってしまうのです。その結果、間質はタンパク質などで埋められ、本来の細胞としての働きができなくなります。これを顕微鏡で見ると、太った間質部分だけが見え、細胞の部分が抜けて見えるので織物のように見えるのです。過剰に産生されると、臓器の組織を「線維化」させ、硬くしてしまいます。この線維化は肺や肝臓で起こりやすい症状です。

たとえば、ウイルス感染や粉塵などに曝された後遺症として起こる肺線維症は、肺胞にできた傷を修復するためにコラーゲンなどが増え過ぎた結果、線維化して間質(肺では肺胞の壁のこと)が厚くなるのが原因です。

アミロイド線維が体内のさまざまな組織に沈着したり蓄積したりすることによって起こる病気は、他に心筋梗塞、肝硬変、慢性腎不全などがあり、総称して「アミロイドーシス」と呼ばれます。とくにアミロイド線維が神経組織に蓄積すると、神経線維にからみついてさまざまな神経変性疾患を発症します(前ページ参照)。

アミロイドβを生み出す2つのハサミ

1章でもお話ししたとおり、アミロイドβは、タンパク質の構成物質であるアミノ酸が36個から43個つながった結合体、つまりペプチドの一種です。健康な人の脳内でも生成されます。問題は、そのアミロイドβが適切に排出されず、凝縮して「オリゴマー」と呼ばれる塊となり、神経細胞を障害し始めることです。

アミロイドβは、前駆体（ある物質を生成する原料）である「ＡＰＰ」（「アミロイド前駆体タンパク質」または「アミロイドβ前駆体タンパク質」：**A**myloid-beta **P**recursor **P**rotein）が酵素により切断されることで生まれます。簡単に言えば、ＡＰＰというタンパク質の塊が、酵素のハサミによっていくつかに切り分けられた断片の一つなのです。

ＡＰＰは６９５個のアミノ酸で構成される、かなり大きなタンパク質の塊です（次ページ参照）。全部で４つの塊から成り、脳に限らず全身の細胞の表面で見られます。その大きなタンパク質のまま神経細胞の外からの刺激を受け取る「受容体」の役割を果たしています。ひものような形をしていて、細胞の外で起きていることを検知し、情報収集をしているのです。

そのＡＰＰが「セクレターゼ」と呼ばれるタンパク質分解酵素によって切断されます。４つの塊が別々に分解されるとアミロイドβが切り出されてくるのです（βセクレターゼに切断された部分は細胞外でさらに２つに別れる）。セクレターゼにはα、β、

図2-4 APPがセクレターゼにより切断される

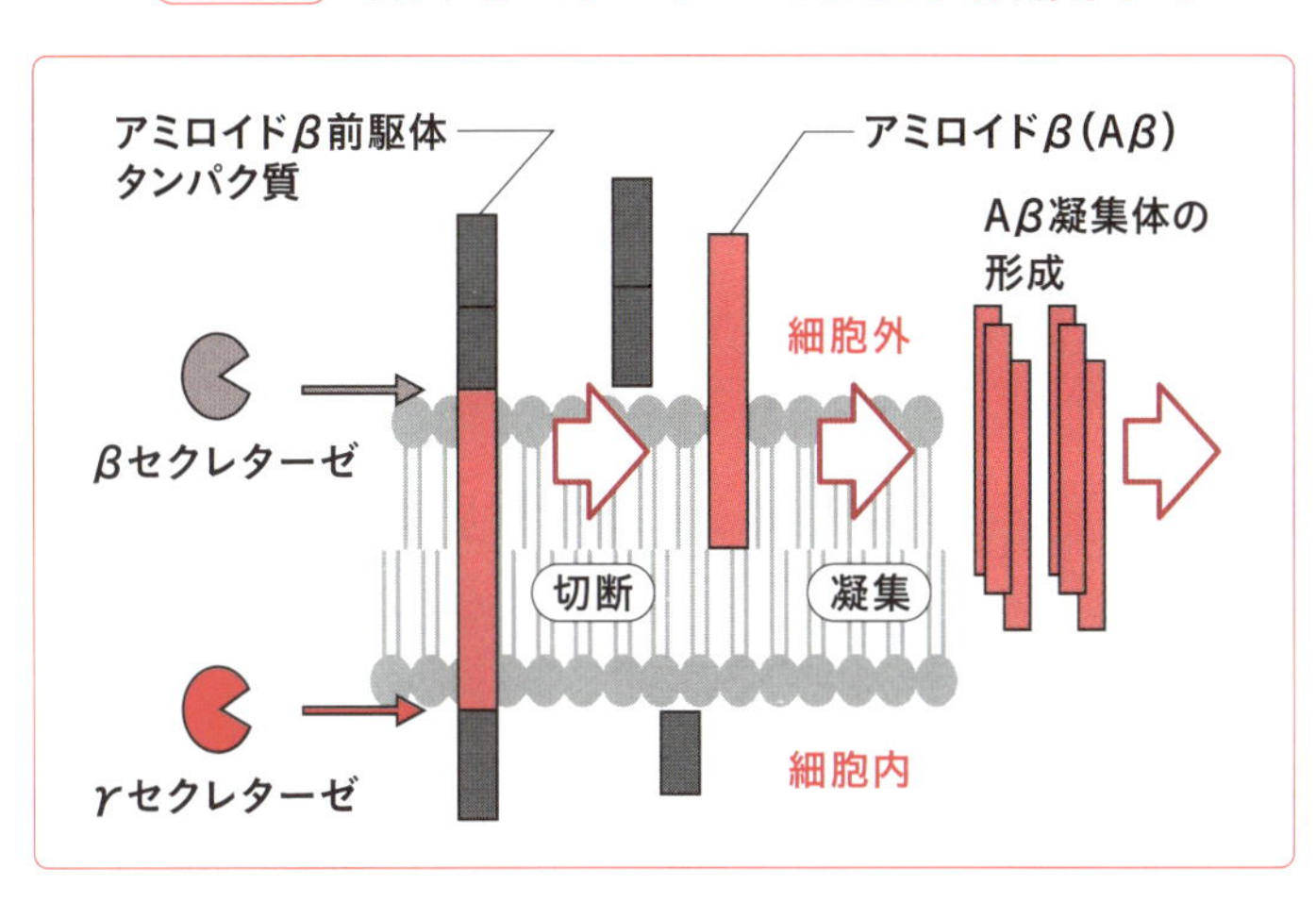

γの3種類ありますが、アミロイドβの産生に関わるものとして注目されているのはβとγです。

先にAPPは4つの塊からできていると書きましたが、そのうち3つは細胞の外にあり、残りの1つは細胞膜の中に埋まっています。アミロイドβはこの埋まった塊の中に入っているのです。まずβセクレターゼが細胞の外側にある塊を切り離します。次に細胞膜の中に埋まった塊をγセクレターゼが細胞から切り離します。

ここまで読んでいただけたら、もしかしたらお気づきかもしれませんね。このβセクレターゼやγセクレターゼの働きを阻害する薬を作れば、病気の原因であるアミロイドβはできなくなるのでは、と。そうなのです。これまでもβセクレターゼやγセクレターゼの阻害薬は50件以上も治験されています。イーライ・リリーという世界的な製薬会社は２００９年から２８００人以上を対象とした第Ⅲ相治験を実施しましたが、認知機能の悪化が見られ開発は中止されました。

アミロイドβはなぜ溜まるのか

アミロイドβのやっかいなところは、まず分子量が不定なことです。アミノ酸の数が36個から43個と不定です。そのため、抗体をつくるのが非常に難しい。

もう少し詳しくお話ししましょう。

アミノ酸が鎖状につながったものを「ペプチド」と呼ぶことはすでに述べました。たとえば、ＡＢＢＡという４つのアミノ酸がつながったペプチドが人体に侵入して悪さをしようとするとき、これが働かないように人の身体がつくり出すものが「抗体」

です。

抗体を生み出すために行うのがワクチン接種です。人体にあえてＡＢＢＡを与えることにより、身体はＡＢＢＡが有害であることを記憶します。そして、免疫システムが次回のＡＢＢＡの侵入に備えられるよう抗体をつくるのです。

ただし、ワクチンを打った結果、重い病気になってしまっては困るので、抗体をつくる効果はあるけれど病気は軽い程度ですむように、少しだけ異なるペプチド、たとえばＡＢＢＡ＋αのようなものをワクチンにすることがあります。これが安全な「不活性化ワクチン」です。

いずれにしろ、ワクチンをつくるにはペプチドの数が安定していないと難しい。その点で、アミロイドβの分子量は不安定なため、ワクチン開発が進まないのです。

さらに問題なのは、アミロイドβが増えると、アミロイドβどうしが寄り集まってくることです。凝集したアミロイドβは、「オリゴマー」と呼ばれる重合体、つまり大きな塊を形成します。そうなると、マクロファージは貪食することができません。

アミロイドβはなぜ集まり、溜まっていくのでしょうか——。

オリゴマーは物理的にも化学的にも脅威

アミロイドβは、生まれたばかりの赤ちゃんの脳にはありません。きっとあると思いますが、誰も見ていません。しかし、APPが切断されることによって発生し、脳内に蓄積し、アルツハイマー病の原因物質となります。

アミロイドβ自体にも細胞毒性があると言われています。しかし、どんな毒性なのかは、はっきりわかっていません。

アミロイドβはペプチドです。周りの環境に合わせて様々な構造をとりますが、全体として粘着性の高い性質を持っています。

アミロイドβがなぜ神経細胞を傷害するのかは未だ解明されていませんが、いくつかの仮説はあります。たとえばアミロイドβが細胞にイオンの通り道（チャネル）を作って、異常興奮を起こしてしまうという説や、脳のエネルギー源であるブドウ糖が

図2-5　アミロイドβタンパク質の凝集物

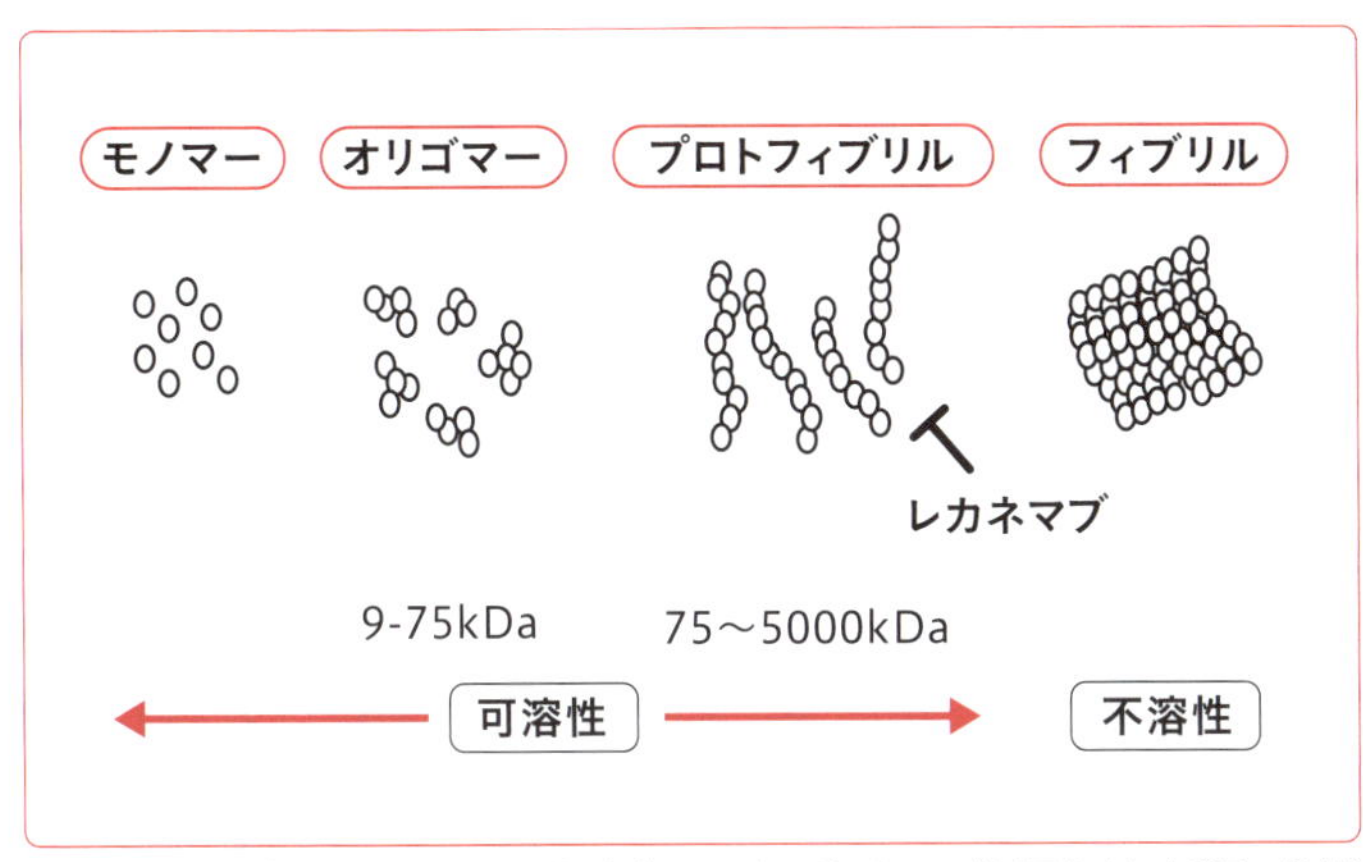

ⓒ東京都医学総合研究所（kDaはキロダルトン。分子量を表わす質量の単位）

使われなくなるなどです。

どんな人の脳内にもあるとされるアミロイドβが、凝集してオリゴマーになることで神経毒性をもつのだとすれば、アルツハイマー病の予防にはオリゴマー化を防ぐことが重要だということになります。しかし、そもそもアミロイドβがなぜ適切に排出されず、オリゴマーになるのかが解明できていません。

さらにやっかいなことに、あきらかな神経毒性をもつ物質が、アミロイドβのオリゴマーだけではないこともわかってきました。

アミロイドβの蓄積や凝集は、神経細胞の外側で進行します。ところが、何度も述べているように、神経細胞の内側で「タウ」と呼ばれるタンパク質の蓄積が進んでいるのです。タウはアミロイドβと同様、本来は生体内に存在しないはずの非生理的な物質です。

そのタウタンパク質が、神経毒性をもっているらしい。そのうえ、細胞内で神経原線維変化を引き起こしているらしい——。

タウタンパク質に関しては3章で詳しく説明しますが、アミロイドβとタウタンパク質、この二つのタンパク質が、神経細胞の内と外で障害を起こし、また相互に機能している可能性があります。

アミロイドβの場合は、蓄積するのが神経細胞の外側ですから、アミロイドPET(陽電子消滅断層撮影 Positron Emission Tomography)によって、患者さんが生きた状態でも調べることができます。ところが、タウタンパク質が蓄積するのは神経細胞の内側なので、亡くなった患者さんの脳を解剖しないとわかりません（画像としてはそのとおりですが、後述するように脳脊髄液に漏れ出てくるタンパク質で測定することはできます。121ページ参照）。

脳の病気の研究はほんとうにむずかしいものです。

アポE遺伝子が最大の危険因子？

アルツハイマー病は遺伝するのか――。

アルツハイマーの世界的な診断基準であるDSM-5（2013年）の中には「家族歴または遺伝学的検査からアルツハイマー病の原因遺伝子変異がある」かどうかが含まれます。これはわかりやすく言えば、アルツハイマー病の診断基準の中に、アルツハイマー病の遺伝子を持っているか否かがあるということです。

この問題に関して、現在、もっとも強力な危険因子と考えられているのが「アポE」（APOE：Apolipoprotein E アポリポプロテインE）」遺伝子です。

アポEは、本来、神経細胞だけでなく全身に存在し、脂質の代謝などに寄与するタンパク質ですが、一方でアミロイドβの蓄積や凝集、オリゴマー化に関わっているのではないかと指摘されています。

アポE遺伝子には、構造が少しずつ異なる「ε（イプシロン）2」（2型）、「ε3」（3型）、「ε4」（4型）の3種類があります。これらを遺伝子多型といいますが（74ページジコラム参照）、それらは「ε2とε3」「ε3とε4」のように2個合わせて1組となっています。

アルツハイマー病の発症に関係すると考えられているのは、ε4を1個ないし2個もっている場合、つまり「ε2とε4」「ε3とε4」「ε4とε4」の3つの組合せです。

これらのうち、ε4が1個だけの場合を「ヘテロ接合体」型、2個ともε4である場合を「ホモ接合体」型と呼びます。両親の一方からアポE遺伝子を受け取った人が「ヘテロ接合体」、両親が二人ともアポE遺伝子をもっていた人が「ホモ接合体」ということになります。

日本人の場合、ヘテロ接合体の人は1～2割、ホモ接合体の人は0・5～1％であり、アルツハイマー病の発症リスクはヘテロ接合体の場合で3～4倍、ホモ接合体の場合で10～12倍とされています。

ここで押さえておきたいのは、アルツハイマー病発症の危険因子となるのは、アポE遺伝子「ε4」の対立遺伝子である「ε4アリル」だということです。「対立遺伝子」とは、ゲノムの塩基配列の同じ位置にありながら、微妙に異なる遺伝子のことです（次ページ「遺伝子多型とは」参照）。このε4アリルが増えるほど、アルツハイマー病の発症率が高まります。ただし危険因子が増えるだけなので、「ε4とε4」の遺伝子をもつ人でも発症しない場合があります。

column

遺伝子多型とは

「遺伝子多型」とは変異のことです。遺伝子は四つの塩基の並びによって決まりますが、様々な要因によって集団（もっとも大きいのは全人類）とは異なる並び（変異）が出てきます。これら変異のうち、集団の中で1％以上表れた場合を「遺伝子多型」と呼びます。先天的な場合もあるし、後天的に生じる場合もあります。また、身体に病的な影響を与える場合や、目や髪の色、運動能力、体質などに影響する場合もあります。

アポE遺伝子の存在が注目されるようになったのは、1993年、アメリカの遺伝学者アレン・ローゼズ（デューク大学）の研究グループが、アルツハイマー病患者に「アポE4」保有者の割合が高いことを報告したことがきっかけでした。

図2-6 アポE遺伝子の組合せ

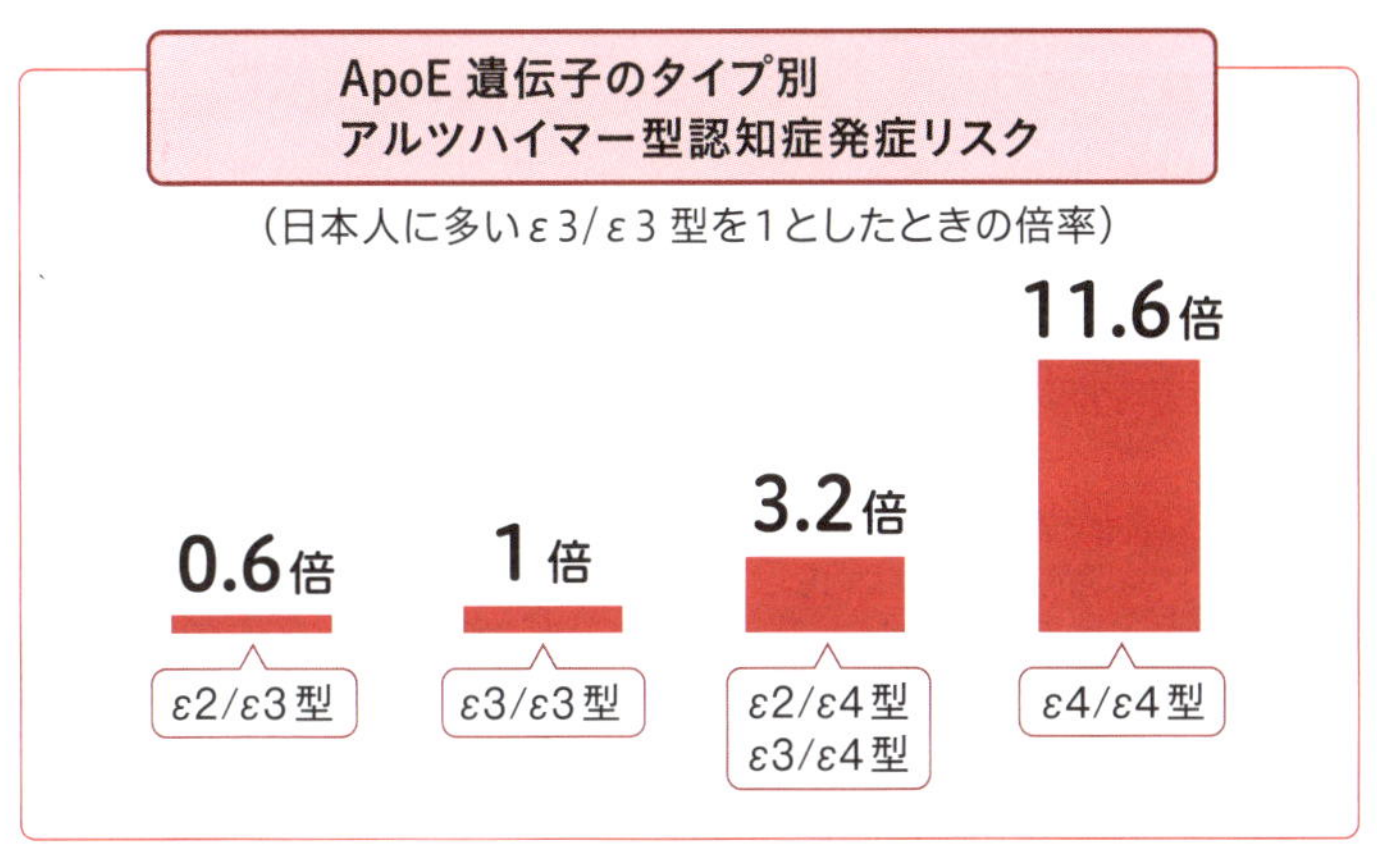

Hsiung. G.Y.et al, Alzheimers Dement. 2007 Oct,3(4):418-27. より引用改変

その後の研究により、アポE４の保有が認知機能の低下を促進し、アルツハイマー病の発症年齢を下げることなどもわかってきました。前駆体ＡＰＰの切断に関与している可能性も指摘され、アミロイドβやタウタンパク質などと相互作用をもつなど、いくつもの仮説が提唱されています。

しかし、現在に至っても、アルツハイマー病発症におけるアポＥの役割は解明されていません。

アポE遺伝子を保有することによって、ＡＰＰが生じやすくなることもわかっています。しかし、逆にＡＰＰの産生を抑制することもあるのです。ＡＰＰの産生に関しては、加速させることもあるし、減速させることもありそうです。

このようにアルツハイマー病の発症に遺伝的要因が関与している可能性は否定できません。しかし、アポＥをはじめとする遺伝的要因がすべてだと考えることもできないのです。

アルツハイマー病の発症には、遺伝的要因の他に、加齢、生活習慣、糖尿病や高血圧などの持病も関係していると考えるのが主流です。学会ではむしろ、遺伝子より環境因子（たとえば食生活、運動量、睡眠、ストレスなど）の方が大きいのではないかとされています。

ビッグデータの解析でも原因解明には至らず

最近になり、欧米では医療関連のビッグデータのオープン化が進んでいます。イギリスでは、18世紀の頃から地域の家庭医が記録していたデータを基にして、オープンデータの二次利用を促進する体制を整えました。

こうした試みはまだ始まったばかりですが、それらのデータを解析することにより、わかってきたことがあります。たとえば、従来、家族性と考えられてきた「クローン病」や「潰瘍性大腸炎」に関して、現在では家族性と非家族性があることがわかっています。

クローン病も潰瘍性大腸炎も慢性炎症性の腸疾患です。腸内の細菌叢に対する異常な免疫反応に原因があります。その細菌叢は母親から分娩時に受け継がれるため、当初は家族性の疾病だと考えられました。しかし、イギリスで帝王切開で生まれ、なおかつ人工乳で育てられた子どもには遺伝しないことが報告され、非家族性の研究が始まりました。

18世紀のイギリスでは、たしかに同じ地域に住み、同じ家系に属する人たちが多く、特定の病気にかかった事例があります。その結果、その疾病は地域性である、家族性であるなどと考えられてきたわけですが、よくよく考えてみれば、かならずしもそうとは言えません。

その時代には、生まれてから死ぬまで同じ土地で暮らし、親と同じ仕事をして、同じものを食べるといった生活が普通だったのでしょう。だとすれば、特定の疾病の原因となる環境因子も同じであった可能性が高く、発症リスクも同じくらい高かったということです。

加えて寿命の問題があります。昔のイギリス人の多くが60代で亡くなったことを考え合わせれば、貴重なビッグデータを解析してもなお、アルツハイマー病発症の原因解明にはほど遠い状況なのです。

医療関係のビッグデータの収集という点では、日本でも地道な取り組みが進められてきました。福岡県久山町と九州大学医学部によって、同町の全住民を対象として1961年から継続して行われてきた疫学調査です。きっかけは脳卒中の調査でしたが、その後、対象は生活習慣病全体に及び、認知症に関する世界初の追跡調査も行われています。

対象となる住民は２０２４年時点で約８０００人。亡くなったときは、死因を特定するために75％というきわめて高い水準で病理検査が行われています。

じつを言えば、私自身、福岡県久山町の出身です。九州大学の大学院を卒業するまで実家暮らしでしたから、27歳までのデータは九州大学医学部の第三内科に残っているはずです。

久山町の研究では、認知症に関しては、既往症のない60歳以上の住民を15年間追跡調査した結果、糖尿病の人がアルツハイマー病を発症するリスクが１・６倍に達することがわかりました。

糖尿病は代表的な生活習慣病です。家族性でも地域性でもありません。生活習慣を改めて、糖尿病などの生活習慣病の発症リスクを減らせれば、そのままアルツハイマー病の発症リスクも減らせる可能性があるのです。生活習慣とアルツハイマー病の関係については4章で改めて解説します。

3章では、レビー小体型認知症も含めて、アミロイドβ以外のタンパク質がアルツハイマー病の発症に関わっている可能性、またその機序についてお話ししていきたいと思います。

3章

アルツハイマー病
発症原因のもう一つ

神経細胞内で起きる
「タウタンパク質」の蓄積

40代で脳梗塞を経験した人が50代で認知症に

アルツハイマー病の原因については今なおさまざまな仮説が発表されており、最終的な答えはまだ見つかっていません。

現時点でもっとも有力なのは、2章で取り上げた「アミロイド仮説（アミロイド・カスケード理論）」です。「脳内にアミロイドβが凝集して蓄積することで毒性を生じ、その毒性により神経細胞が死滅し、脳が萎縮して認知症を発症する」と考えられています。

しかし、アミロイド仮説に疑問を唱える声や否定する専門家も少なからず存在します。アルツハイマー病の発症パターンには、アミロイド仮説だけでは説明しきれない、さまざまな形があるためです。

たとえばその一つが、「混合型アルツハイマー病」と呼ばれる認知症です。

現在、認知機能に障害を生じる疾病のほぼ6割はアルツハイマー病と考えられています。残り4割の半分はレビー小体型認知症、もう半分が脳血管性認知症（48ページ参照）。混合型と呼ばれるのは、アルツハイマー型と脳血管性の両方の特徴をもつタイプの認知症です。

アミロイド仮説にしたがって考えれば、典型的なアルツハイマー病では40歳の頃から脳内にアミロイドβが溜まり始め、70歳の頃に発症します。

一方、脳血管性認知症は、脳梗塞や脳出血など脳血管疾患の後遺症として起こる認知症で、通常はさほど長い時間をおかずに発症します。70歳前後で脳梗塞になった場合などは、そのまま認知症に移行することもあります。アルツハイマー病とは異なり、認知機能障害の他に運動麻痺や歩行障害、感覚障害などを伴うのが特徴です。

したがって、この脳血管性認知症はアルツハイマー病とあきらかに異なる病気なのですが、実際にはその混合型と考えられる事例があるのです。

アルツハイマー病には「若年性」というタイプもあります。若くして発症する場合、具体的には65歳未満の場合が「若年性アルツハイマー病」と呼ばれます。

図3-1 若年性認知症の基礎疾患の内訳

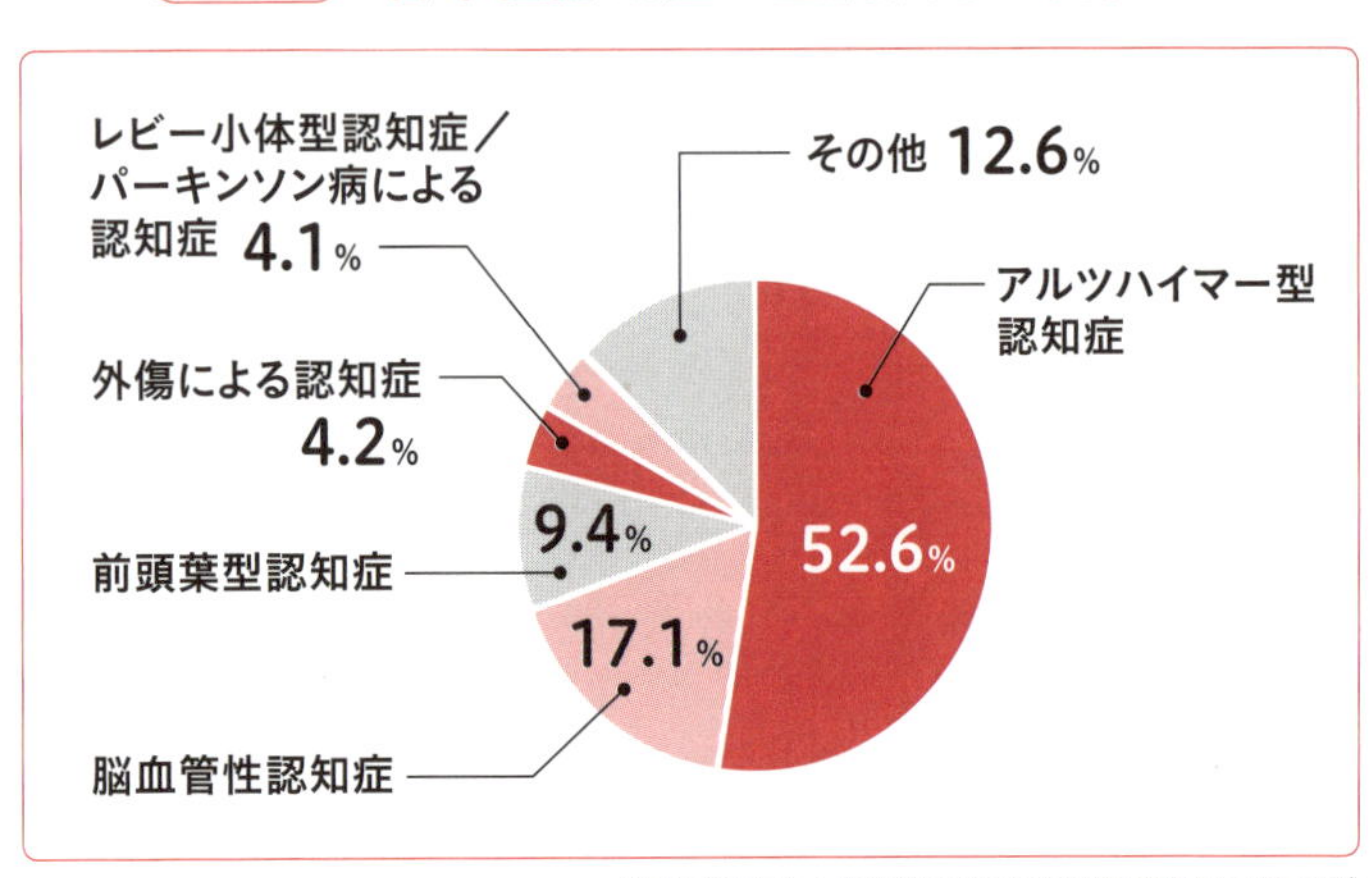

（厚生労働省：若年性認知症実態調査結果概要より）

厚生労働省の発表（令和2年）によれば、アルツハイマー病を含む若年性認知症の患者さんの数は約3万5700人。平均発症年齢は54・4歳ですが、50歳未満で発症する人も約30％に達しています。

原因疾患の内訳ではアルツハイマー型がもっとも多く、約半数を占めます。次いで多いのが脳卒中が原因である脳血管性認知症で17％です。

1章にも記したとおり、アミロイドβにはいくつもの種類があります。アミノ酸が40個連なったアミロイドβ40は生理的に見られるアミロイドですが、42個連なったアミロイドβ42は、まさにアルツハイマー病との相関が知られています。髄液中のアミロイドβ42が減ると、脳中のアミロイドβ斑が増加するのです。通常は髄液中のアミロイドβ42が減り始めて25年経つと、アルツハイマー病を発症することが大規模研究でわかっています。若年性アルツハイマー病はこれよりもずっと早くアミロイドβが蓄積するのであろうと推察されています。

しかし、40代後半で脳梗塞を患った人が10年後にアルツハイマー病を発症するようなケースでは、たとえ50代であっても単純に「若年性」のカテゴリーに押し込めることはできません。比較的、若い年齢で脳血管疾患を経験した場合、数年間のインターバルをおいて認知症を発症することがあるためです。それが、混合型アルツハイマー病です。

老人斑が見つからない認知症

アミロイドβが蓄積しているにもかかわらず、アルツハイマー病を発症しないケースもあります。

まず考えられるのは、発症前に亡くなった場合です。通常、アミロイドβの蓄積は40歳頃から始まり、70歳前後で発症します。そのため、たとえば60歳で亡くなった方では、最後まで認知症の症状は出なかったけれど、死後に脳を調べたらアミロイドβが溜まっていたということも考えられるのです。

しかし、研究が進むにつれて、老人斑の増加と認知機能の低下がかならずしも一致しないことがわかってきました。あきらかにアルツハイマー病を患っていたと思われる患者さんが亡くなった後、解剖してみると、脳内に老人斑がほとんど見つからないケースがあるためです。マウスを使った実験でも、老人斑がまったく見られないケースが報告されています。

前にも記しましたが、老人斑はアミロイドβが凝集して沈着したもので「アミロイド斑」とも呼ばれ、アルツハイマー病を診断する際の重要な指標となります。老人斑は神経細胞の外に生じるため、脳ＰＥＴなどで目視することができます。老人斑がないのにアルツハイマー病を発症するのはなぜなのか――。

そこで、アルツハイマー病を引き起こすもう一つの原因物質として注目されるようになったのが、「タウ（tau）」と呼ばれるタンパク質です。

タウタンパク質の蓄積が引き起こす「タウオパチー」とは？

タウタンパク質は、脳の情報ネットワークを正常に保つうえでとても重要な物質です。タウタンパク質は以下のような特性を持っています。

- ▼6つのアイソフォーム（6つのタイプ）がある
- ▼352～441個のアミノ酸でできている
- ▼水に溶けやすい
- ▼変性タンパク質である
- ▼神経細胞に特異的に存在する
- ▼認知症だけでなくパーキンソン病にも関与する

少し補足します。タウタンパク質はおもに神経細胞の軸索に多量に存在し、微小管に結合して細胞の構造を安定させる性質があります。「微小管」とは、細胞の骨格となり、支柱や輸送経路としても使われる細長い筒状の線維です（27ページ参照）。タウタンパク質はこの微小管に結合したり、細胞内の細胞質（サイトゾル）に溶け込んだりしています。

そのタウタンパク質の蓄積が、アルツハイマー病やパーキンソン病をはじめとして、さまざまな病気に関して見つかっているのです。

本来、脳の活動に有効な存在であるはずのタウタンパク質が、なぜ深刻な病気と関係しているのでしょうか。

キーとなるのは「リン酸化」という化学反応です。

タンパク質は、プロテインキナーゼという酵素によりリン酸化します。ちなみに「キナーゼ」とは「リン酸化酵素」の意味で、触媒する酵素の総称です。

リン酸化することにより、タンパク質の立体構造や性質が変わります。

ちなみにリン酸化は正常、異常というよりも、タウタンパク質の修飾反応（機能や性質を変更すること）の一環です。これによりタンパク質を機能的にする場合も、不活化する場合もあります。タウタンパク質の場合は、リン酸化すればするほど異常状態になります。

タウタンパク質は、本来、可溶性で細胞液に溶け込んでいます。ところがリン酸化すると不溶性となり、細胞液や血液には溶けず、神経細胞内に溜まり始めます。すると微小管から解離し、微小管を安定化させる機能も失い、神経細胞が死に始めます。

その結果、神経細胞間の情報伝達がうまくいかなくなって発症する神経変性疾患を総称して「タウオパチー（Tauopathy）」と呼びます（ちなみにタウオパチーとは「tau」と疾患を意味する「-pathy」を組み合わせた造語です）。

アルツハイマー病やパーキンソン病（パーキンソン病の場合は必須要因ではなく原因の一つ）の他、神経原線維変化型老年期認知症（ＳＤ―ＮＦＴ：次ページコラム参照）もタウオパチーです。アルツハイマー病に似たところもありますが、記憶障害の進行が遅く、老人斑が見つからないため「高齢者タウオパチー」と呼ばれることもあります。

column

老人斑のない認知症

アミロイドβの蓄積が見つからない特殊な認知症に「神経原線維変化型老年期認知症（SD－NFT）」や「嗜銀顆粒性（しぎんかりゅうせい）認知症（AGD）」があります。

SD－NFTは85歳以上の高齢者に特徴的な認知症で、理性や感情を司る前頭葉と、記憶を司る海馬にタウタンパク質の蓄積が見られます。「もの忘れ」などの記憶障害はありますが、日常生活に支障をきたすほどではありません。認知症というより「おだやかな老化」と考えるべきかもしれません。

一方、ＡＧＤは、「嗜銀顆粒」と呼ばれる異常な物質が脳内に蓄積して発症する病気です。脳細胞を銀色に染めて顕微鏡で観察すると、顆粒が紡錘型に染まって見えるため「嗜銀顆粒」と名付けられました。ＳＤ−ＮＦＴと同じく高齢者に目立って発症します。

ただし、症状はＳＤ−ＮＦＴと大きく異なります。ＡＧＤでは記憶障害の他、頑固になったり怒りっぽくなったり、被害妄想が強くなったり、ときには暴力的になることもあります。アルツハイマー病などの認知症の症状とも異なるため、「嗜銀顆粒病」と呼ばれることもあります。

いずれも、かつてはアルツハイマー病に含まれると考えられていたのですが、現在では病理が異なることがわかりました。

老人斑がない代わり、ＳＤ−ＮＦＴやＡＧＤの患者さんの脳には、アミロイドβとは異なるタウタンパク質が蓄積していたのです。

アルツハイマー病発症におけるタウタンパク質の役割

タウタンパク質の蓄積がアミロイドβの蓄積の場合と大きく異なるのは、アミロイドβが神経細胞の外側に溜まるのに対し、タウタンパク質は神経細胞の内側に生じることです。

アミロイドβが沈着することで生じる老人斑は、神経細胞の外側にできるので、診断用の薬を使って脳ＰＥＴなどで確認できます。しかし、神経細胞の内側に溜まるタウタンパク質の状況を画像で観察するのは困難です。しかし、タウは脳脊髄液中の検査で脳内（神経細胞）のタウタンパク質の蓄積と相関することが知られています。大規模統計解析によれば、脳脊髄液のタウタンパク質が上昇し始めてから15年で認知症になるそうです。ちなみにアミロイドβが増え始めてからは25年くらいです（85ページ参照）。

それでも、欧米などで解剖例が増えるにしたがい、得られたデータを解析するなどして以下のようなことがわかりました。

▼典型的なアルツハイマー病の患者さんの脳で、アミロイドβだけが見つかるケースはない。タウタンパク質だけが見つかるケースもない。

▼タウタンパク質の蓄積は、アミロイドβより遅れて始まる（10〜25年くらい）。アミロイドβの蓄積は40代の患者さんでも確認される。タウタンパク質の蓄積もほぼ同時に増え始めるケースもあるが、かなり稀。まず神経細胞の外側でアミロイドβが蓄積、沈着し、遅れて内側にタウタンパク質が蓄積し、神経細胞が死に始めるというのが典型的なパターン。

▼アミロイドβもタウタンパク質も神経毒素をもっていると考えられる。神経細胞の内側と外側で、それぞれに毒を出しているということ。ただし、毒の正体はまだわからない。

▼アミロイドβとタウタンパク質は相互に影響し合いながら機能していると考えられ

る。神経細胞の外側でアミロイドβが増えると内側のタウタンパク質も増え、内側でタウタンパク質が増えると外側のアミロイドβも増える。

▼タウタンパク質の蓄積なしに、アミロイドβだけで神経細胞を殺すことはできない。外側のアミロイドβと内側のタウタンパク質、つまり神経細胞の内と外で二つの異なるタンパク質が相互に関係しながら作用する。

アミロイドβの蓄積だけでなくタウタンパク質も溜まることにより、神経細胞は一気に死んでいきます。

これらの事実から、現時点で考えられる推論は以下のとおりです。

認知症の観点からすると、神経細胞を死滅させる大元の要因はアミロイドβですが、アミロイドβが増えた瞬間に神経細胞の死滅が始まるわけではありません。最後に決定的なトリガーとなり、アポトーシス（神経細胞死）のスイッチを押すのは、タウタンパク質なのではないか？　ただし、タウタンパク質が溜まり始めるのは、アミロイドβに刺激されたためではないのか？

しかし、タウタンパク質が蓄積するルートは複数あります。どこか1か所を刺激されて起こるわけではありません。アミロイドβからの刺激だけでなく、他の物質からの刺激でも蓄積することがわかっています。

1章で、かつてアルツハイマー病の一種だと考えられていたレビー小体型認知症が発症する機序についてお話ししました。

脳の黒質の部分にストレスがかかると、脳の中心部にある線条体（大脳基底核の主要な構成要素の一つ。運動機能と強い関わりを持つ）が刺激され、線条体から分泌されるドパミンやセロトニンが減少して、認知症やパーキンソン病を起こす。このように、1本の線でわかりやすく説明できるのです（50ページ参照）。

アルツハイマー病が発症するメカニズムはそれほど単純ではなさそうです。しかし、キーとなるのがアミロイドβとタウタンパク質の蓄積であることは間違いありません。

タウタンパク質の過剰リン酸化が「神経原線維変化」を引き起こす

アルツハイマー病の大きな特徴は、大脳皮質と海馬（19ページ参照）における神経細胞の大量死です。

その原因の一つは、神経細胞の外側に生じる老人斑。もう一つは、神経細胞の内側に生じる「神経原線維（繊維）変化」です（57ページ参照）。

神経原線維変化とは、一般の方々にはとっつきにくい言葉かもしれません。ひとことでいえば、「神経の中に糸くずが溜まる」ことです。老人斑と同様、健康な脳には存在しません。

本来は神経原線維変化だけで本を1冊書けるほどの複雑なテーマですが、できるだけ簡単に、わかりやすくまとめてみたいと思います。

88ページで述べたように、タンパク質にはプロテインキナーゼの働きによりリン酸化する性質があります。生物の身体を支えるさまざまな構造や機能を調整するための重要な反応です。

したがって、健康な脳内でもタウタンパク質はリン酸化します。しかし、アルツハイマー病などタウオパチーの患者さんの脳では、非常に高いレベルでリン酸化されることがわかっています。この非常に高いレベルでリン酸化することで、微小管への親和性が低下すると考えられます。

神経原線維変化は、タウタンパク質のそうした過剰なリン酸化によって起こります。過剰にリン酸化されたタウタンパク質は、２本のフィラメント（繊維状の細長いタンパク質）が、らせん状に凝集してより合わさった細い神経線維をつくります。それが特定部位（大脳新皮質）の神経細胞内に大きな神経原線維変化を形成するのです。

タウタンパク質は異常化したタウタンパク質が正常のタウタンパク質を異常化する

ことで延伸していきます。

異常なタンパク質の蓄積が引き起こす病気は、アルツハイマー病の他にもたくさんあります。その代表的なものがＢＳＥ（Bovine Spongiform Encephalopathy：牛海綿状脳症）、いわゆる「狂牛病」です。ヒトでも同様の異変が知られており、クロイツフェルト・ヤコブ病と呼ばれています。非常に稀な疾患で、この30年の間の世界の死者は１７０名程度です。

ＢＳＥを引き起こすのは「プリオン」と呼ばれる物質です。プリオンは細菌でもウイルスでもありませんが、伝染性です。本来は、健康な神経組織に自然に存在するタンパク質「正常型プリオンタンパク質」です。正常型プリオンは、長期記憶の維持と関係があると言われています。

ところが、何らかの原因でその立体構造が変化し、異常型プリオンになると、脳内で生理的に分解されることがありません。何年もの時間をかけて蓄積し、おもに神経系に作用し、ＢＳＥなどのプリオン病を引き起こすのです。

プリオンは基本的に経口感染していきます。異なる種間の感染も確認されています。熱に対してきわめて強いために、調理しても防御できません。

アミロイドβなくして神経原線維変化は起こらない

線維化したタウタンパク質は、狂牛病を引き起こすプリオンと同様、神経細胞からとなりの神経細胞へと伝わります。神経細胞の間を縫うようにしてどんどん広がり、正常なタウタンパク質と入れ替わっていきます。そして最終的に、神経細胞の大量死（アポトーシス）を引き起こします。

現在では、最終的に神経細胞の死を引き起こすのはアミロイドβではなく、線維化した異常性タウタンパク質の広がりではないかという考え方が主流になっています。

本来、タウタンパク質は神経細胞の働きを支える物質であるはずなのに、リン酸化で壊れてしまったので支えきれずに神経細胞が死んでしまう――。

タウタンパク質が正常か異常か、どちらの方向で作用するかは、リン酸化のレベルによります。リン酸化が生体の制御を超えて勝手に進み始めたとき、異常性タウタンパク質が凝集して神経原線維変化を形成し、神経細胞のアポトーシスが起こるのです。

ただし、おもしろいことに、タウタンパク質があるだけではリン酸化はほとんど起こりません。アミロイドβが同時に存在することで過剰にリン酸化したタウタンパク質が増え、神経原線維変化の蓄積が起こるという報告もあります。

また現在では、アミロイド斑や神経原線維変化の蓄積とは別に、可溶性のアミロイドβとタウタンパク質が連動して神経細胞の死を促しているという説も有力になっています。

一方、タウタンパク質はアミロイドβだけに直結して反応するのではなく、さまざまな状況で蓄積してさまざまな病気を引き起こすこともわかっています。

しかし、どんな病気の場合にも、タウタンパク質が蓄積すれば神経細胞の死が起こります。神経細胞が死ねば、さまざまな神経変性疾患が生じます。そうした病気のうち、アミロイドβの蓄積がともなうものがアルツハイマー型認知症なのです。

4章では、最先端の治療法と検査方法、5章では日常的に予防するための工夫や心がけなどについてお話ししたいと思います。

4章

アルツハイマー病治療の最前線

検査は困難を極めるが希望はある

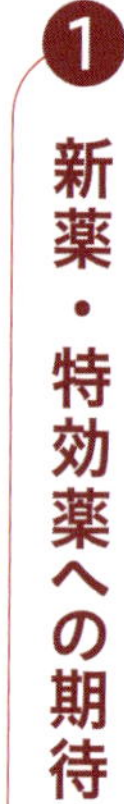

1 新薬・特効薬への期待

■レカネマブは根本治療への道を開くか

2022年9月、アルツハイマー病の新たな治療薬が発表され、大きな注目を浴びました。日本の製薬会社エーザイとアメリカのバイオジェン社が共同で開発した「レカネマブ(Lecanemab)」です。

レカネマブは、アミロイドβの沈着を抑えることにより、症状の進行を遅らせるという点が高く評価されました(初期のアルツハイマー病の認知機能を回復させるかの点については、個別には回復しているように見えることもあるものの基本的には回復させる機能は認められていません)。

いよいよアルツハイマー病を根本から治療する道が開かれるのでしょうか?

これまでにもアルツハイマー病の治療薬がなかったわけではありません。しかし、ほとんどは対症療法、つまり症状を緩和しようとするものであり、原因物質であるアミロイドβやタウタンパク質に直接、働きかけることはできませんでした。

正確に言えば、2021年6月に、同じエーザイとバイオジェン社が「アデュカヌマブ」という薬を発表しています。レカネマブと同様、アミロイドβやそれが集まったアミロイド斑を直接、除去しようとする抗体の薬でした。アメリカでは認可されたのですが、効果の確実性の低かったことと非常に高価（体重50kgの場合で1年間に600万円以上）なこともあって普及せず、2024年1月には開発、販売ともに中止されています。

替わって華々しく登場したのがレカネマブでした。

どちらの薬品名も語尾が「…マブ」で終わることが気になるかもしれません。これは、「モノクローナル抗体（monoclonal antibody）」の略です。

モノクローナル抗体は、そもそもは私たちの免疫機構を担う重要な物質です。ある外来物質が身体の中で危ない働きをしないように私たちの身体が作り出す結合タンパク質です。

この抗体には外来物質にだけ結合するモノクローナル抗体と、ある程度、類似した形をすれば認識して結合するポリクローナル抗体があります。この抗体が結合した外来物質は身体の貪食機能で排除されます。

現在、医薬品業界で注目されているのは病気の原因となる物質を除くため、その物質とだけ結合するモノクローナル抗体を人工的に作り（普通はハイブリドーマと呼ばれる無限に増える融合細胞を使います）、それを点滴で身体に入れる技術です。

体内に有害な異物が侵入したとき、その異物にだけ狙いを定めて攻撃できるよう、人工的にクローン増殖された抗体で、ガンの特効薬開発などにも使われています。

アルツハイマー病における「異物」と言えば、まずアミロイドβです。

１９９０年代の初めにアミロイドβが発見されて以来、30余年の間に、アミロイドβを除去する方法として、免疫の力を借りるワクチン療法が試されました。しかし、動物実験では成功したものの、治験が始まると予想外の副作用が出て、開発を中止せざるを得ませんでした。なかには認知症の症状が悪化した例もありました。

その後、急速に発展したのが、クローン化した抗体を使う「抗体医薬」でした。レカネマブもその一つです。

レカネマブがアデュカヌマブと異なる点の一つは、アデュカヌマブが不溶性のアミロイドβやアミロイド斑に結合して除去しようとしたのに対し、レカネマブは可溶性のアミロイドβにも作用する点です。同じアミロイドβでも可溶性の方が認知機能を障害しやすいので、そこに働きかける方が効率がよいと考えられます。

アミロイドβ自体は水に溶ける可溶性ですが、それが凝集することで水に溶けにくい状態となり、アミロイド斑が溜まって来ます。

ちなみにタンパク質がつながったり集まったりして線形構造を構成するものの総称をフィブリルといいます。アミロイドβというフィブリル（タンパク質）ができる前段階の、細く、水に溶けやすいものがアミロイドβのプロトフィブリルです（69ページ参照）。

２０２３年7月、レカネマブはＦＤＡ（アメリカ食品医薬品局）により認証され、まもなく発売開始。日本でも9月に承認され、12月には保険適用が決まりました。

２０２４年11月現在では静脈点滴による投与のみですが、皮下注射による投与試験も進行中です。実現すれば、在宅で治療することも可能になります。

■アルツハイマー病治療薬の開発が難しいワケ

しかし現時点では、レカネマブの使用には多くの障壁があります。

第一は価格です。レカネマブは点滴薬であり、価格は体重に応じて決まります。保険が適用されても、体重50kgの場合で３００万円近く（実質的自己負担額は保険適用などによって変わるが、高齢者で年金暮らしの場合、年額20万円くらい）に上ります。アデュカヌマブと比べれば約半額とはいえ、誰でも使える身近な薬とは言えません。

第二に、保険適用には厳しい条件があります。事前にＰＥＴ（陽電子放出断層撮影）検査を受けてアミロイドβが沈着していることを確認すること、遺伝子検査を受けてアルツハイマー病の発症リスクが高いとされるアポE遺伝子の有無を調べることなどが義務づけられています。2024年7月末現在、アミロイドPETを備えた施設は全国に245病院あり、比較的、身近で検査が受けられます。

レカネマブの使用を考える際、これらの問題に加えて誰もが気にかかるのは、その有効性でしょう。

レカネマブがアミロイドβを除去する効果はたしかに認められています。レカネマブの成分が脳内に入ると、アミロイドβを形づくる初期の段階でアミロイドβを取り囲むようにして取り付き、凝集するのを邪魔するのです。

しかし、その結果、患者さんの認知機能や生活能力がどこまで回復するかといえば、なかなか厳しい状況です。現時点では、能力低下を30％程度、遅らせる効果しか認められていません。症状の進行を7〜8か月、遅らせることができるくらいです。

詳しい数字は、評価する人の立場によって違います。担当医による評価はほぼ37％ですが、日々、患者さんに接し、間近に様子を見ている家族や介護スタッフによる評価は27～28％です。レカネマブの場合に限らず、医療行為や薬の効果を家族や介護者が実感するのは難しく、評価も厳しくなるのが普通なのです。

それにしても、有効性30％、高く見ても37％、しかもそれは認知機能が回復する可能性ではなく、認知機能が衰えるのを遅らせるだけだとしたら、これをどう評価すべきでしょうか。

対経済効果という観点から、レカネマブの医薬品認証は望ましくないという意見があります。一方で、アルツハイマー型認知症の発症が通常70歳を超えてからであることから、認知機能を改善するのがもっとも望ましいが、現状を維持する意義も大きいとの声も多数あります。平均寿命を考慮すると、現状維持でも良しとする人も多いのです。

ここに、アルツハイマー病治療におけるもっとも高い障壁があります。

くり返し述べてきましたが、アルツハイマー病の患者さんの脳では、40歳前後からアミロイドβが溜まり始めます。その後、神経細胞内でタウタンパク質の蓄積も始まります。70歳前後でアルツハイマー病の症状が現れたときには、すでにアミロイドβもタウタンパク質も沈着し、神経細胞の死滅が進んでいると考えられます。

1章で述べたように中枢神経系では、海馬の一部を除き、死んでしまった神経細胞が再生することはありません。つまり、認知機能が回復することはないのです。どれほどすぐれた治療を行っても、期待できる最大の効果は「現状維持」。だとしたら、ある程度、能力低下の進行を遅らせることができるだけでも評価に値するのです。

患者さん本人やご家族の気持ちになって考えれば、症状の進行を遅らせるだけの新薬では失望されるかもしれません。しかし、これまでアルツハイマー病の原因物質に直接、働きかける手段がなかったなか、新たな選択肢が生まれたのですから、やはり期待すべきだと思います。

欧米の学会などでも、レカネマブは対症療法ではなく、明確に原因物質をターゲットとしていることから、これまでに開発された薬品と比べて、より客観性が高い（これまでは109ページにあるように、主治医が○○％改善、家族が△△％改善などと主観で効果を判定していましたが、アミロイドPETあるいは髄液測定で、以前よりも××％増加に滞まったなど機械的数値で判断できるので「客観性」が高まったことになります）と評価されています。

薬価についても1年間の治療費が約300万円ということに驚かれた方も多いでしょう。ただ、近年ではレカネマブなどの抗体医薬品や薬価が1億円を超えるゾルゲンスマ（脊髄性筋萎縮症：約2億2000万円：2024年11月のレート換算）などの遺伝子治療薬は驚くほど高額です。これは従来の錠剤やカプセル剤のような薬とは異なり、治験と呼ばれる人体での試験が難しいこと、また製造するのに従来のような工場では作れないことなども影響しています。さらに（あまり同意はいただけないかもしれませんが）、これまで治療法がなかった病気に最初に薬を提供すると、その分野の研究や治療法が一気に進むため、医業振興の意味合いも含めて高めに値段（薬価）が付けられていることもあります。

レカネマブに続き、厚生労働省の専門部会は、２０２４年8月1日、アメリカの製薬大手イーライ・リリー社が開発したアルツハイマー病の治療薬「ドナネマブ」を承認し、同年11月から販売が始まりました。アミロイドβの集積に直接、作用する薬としては、国内２例目となります。

薬価はレカネマブと同程度の年間３０８万円（自己負担額は、こちらもレカネマブと同じく、高齢者で年金くらいの場合、年額20万円くらい）となりました。レカネマブの投与が２週間に１回などに対し、ドナネマブの場合は１か月に１回で、原則として18か月まで。その分、患者さんの負担はいくらか軽くなりそうです。

両者の作用機序の違いは、レカネマブの場合、アミロイドβが凝集する過程で生じるプロトフィブリルに作用するのに対し（１０７ページ参照）、ドナネマブでは主としてアミロイド斑を除去することで病気の進行を遅らせるとされています。

レカネマブと同様、費用対効果などの面で不明な点はたくさんありますが、患者さんやその家族の選択肢がさらに広がることはたしかでしょう。

■「アルツハイマー病」の薬が「レビー小体型」にも効く？

レカネマブが登場するまでに、アルツハイマー病が発見されてから120年もの年月が経ちました。その間、ワクチン療法をはじめさまざまな治療薬が試されてきましたが、ほんとうに有効なものは登場しませんでした。

アルツハイマー病の薬を開発するのは、なぜそれほど難しいのでしょう。

まず、アルツハイマー病は脳内で進行する病気です。とくにタウタンパク質の蓄積などは神経細胞内で進むため針を刺して検査することもできず、正確な状況を知り得ないことが挙げられます。

アルツハイマー病を発症した時点で、アミロイドβやタウタンパク質の蓄積と沈着はすでに進行しています。しかし、どの段階まで進んでいるかがわかりません。蓄積しているのがアミロイドβだけなのか、タウタンパク質だけなのか、それとも両方なのか、あるいは、もしかしたらアミロイドβでもタウタンパク質でもない第三のタンパク質が関係しているのか、それも今後の研究を待たねばなりません。
現状では根本治療の方法を探るのは非常に難しく、当面、さまざまな療法を試行していくことになります。

アルツハイマー病では、最終的に脳の神経細胞が死滅し、脳自体が委縮します。その過程でまず現れるのは、ドパミン、アセチルコリンなど「神経伝達物質」の減少です。

神経伝達物質は、神経細胞内で合成され、放出されて、他の神経細胞と情報交換を行うための連絡係のようなものです（29ページ参照）。したがって、脳内の情報ネットワークが正常に機能するのに不可欠なのですが、アルツハイマー病や他の中枢神経疾患では特定の神経伝達物質が減少する、あるいは枯渇するという現象が起こります。

レビー小体型認知症は、かつてアルツハイマー病に含まれていましたが、典型的なアルツハイマー病とは症状が明確に異なりました。身体的なパーキンソン症状や、精神的なうつ症状が伴うからです。

ひとくちに「アルツハイマー病」と言っても、実際にはさまざまなタイプがあるのです。今後、レビー小体型認知症のように、アルツハイマー病から枝分かれするように新たな認知症が見つかる可能性は非常に大きいでしょう。

認知症としての症状は似ていても、原因物質が違えば治療法も違ってきます。アルツハイマー病の場合は、どの種類の神経伝達物質が減っているかによっても、認知症としてのタイプが異なります。

レカネマブと同じくエーザイが開発し、1999年に承認された認知症の治療薬に「アリセプト」があります。世界では同様の薬が他にもう3種あります。運動神経などに作用するアセチルコリンを分解する酵素の働きを阻害することにより、認知症の進行を抑えようとするものです。つまり、認知症の進行で弱った神経細胞を活性化する薬です。アセチルコリンを増やすことで脳のネットワークが活性化します。

当初の対象はアルツハイマー病でしたが、その後、レビー小体型認知症も対象となりました。レビー小体型といえばドパミンの枯渇が原因と考えられてきたのですが、最近ではアセチルコリンの減少も確認されているのです。実際、アリセプトを服用することで症状の進行が抑制されたという報告が相次いでいます。

一方で、アリセプトなどのアセチルコリン濃度を高める薬は、投薬当初はレカネマブなどよりも効果が大きいというデータがありますが、連続投与するにしたがって効果が薄まることも知られています。ヒトが持つ生理的作用に逆らう薬には限界があるのかもしれません（少し専門的にいうと、神経を興奮させる作用を持つアセチルコリンは脳内でコリンエステラーゼという酵素によって分解されます。そこで薬によって分解することを阻害すると、脳はさらにコリンエステラーゼを増やすのです）。

■注目はタウタンパク質をターゲットとする薬の開発

今後の開発が望まれる治療薬として注目されているのが、タウタンパク質の蓄積を防ぐ薬の開発です。

エーザイは、アミロイドβに直接、作用するレカネマブの開発に成功しましたが、タウタンパク質を標的とする新薬の開発にも挑んでいます。すでに治験も進めており、2030年度にはアメリカでの実用化を視野に入れているようです。

タウタンパク質は、神経細胞の内部に溜まると、周囲の神経細胞へと次々に広がっていきます。広がる途中のタウタンパク質をつかまえて壊すことができれば、タウタンパク質の増加を邪魔することができるはずです。

なぜタウタンパク質を標的にするのでしょうか。これはアミロイドβをターゲットにした手法はアルツハイマー病の予防につながりますが、治療につながるのはタウタンパク質をターゲットにした抗タウ治療薬が有望視されているからです。

エーザイが開発中の新薬も、そうした作用をもつものです。すでに動物実験では効果が確認されており、人間を対象とする治験も始まったと言われています。

さらに、タウタンパク質が神経細胞の内部でどう作られ、どのようにして毒素をもつに至るのか、その機序が解明されれば、タウタンパク質を直接、ターゲットとする抗体の開発も案外、早いのではないでしょうか。

② 検査方法における挑戦

■血液検査でアミロイドβの蓄積がわかる？

現在、アミロイドβを測る方法としては、アミロイドPET（陽電子放出断層撮影）やCSF（脳脊髄液検査）が用いられています。

PET検査では、アミロイドβと結合する性質をもった「リガンド」という物質に「F-18」という放射性物質を結合させた放射性医薬品を注射し、アミロイドβに結びついた「F-18」から放出されるガンマ線を使ってアミロイドβの量と位置を見つけることができます。この検査ではPET検査とともにCT（コンピュータ断層撮影）の撮影もするので、脳の立体像の写真を撮ることができ、アミロイドβが脳のどの位置に溜まっているのかが判明します。現在、この「リガンド」は3種類認められています。

アミロイドPETでは、脳内に蓄積したアミロイドβの様子を診て、「陽性」なら98％わかります。ただ、軽度認知障害（ＭＣＩ）では70％程度に減じられます。

ＰＥＴ検査を実施できる施設も増えて（全国に２４５施設。２０２４年7月現在）、保険も利くようになりました。検査の部位としては普通はアミロイドβが蓄積しない小脳や延髄と大脳をつなぐ橋（きょう）の蓄積量を判定していましたが、現在ではセンチロイド法（アミロイドβの溜まり具合を数値化して定量評価する判定方法）によって病状の進展までも判定できるようになりました。

ＣＳＦ（脳脊髄液検査）では、麻酔をして腰の部分に長い針を刺し、腰椎の間から10cc程度の髄液を採取します。アルツハイマー病の場合は、脳脊髄液のなかのアミロイドβ42が減少し、リン酸化タウは逆に増加するため、採取した髄液を分析すればアルツハイマー病の診断ができます。

図4-1 **CSF検査の様子**

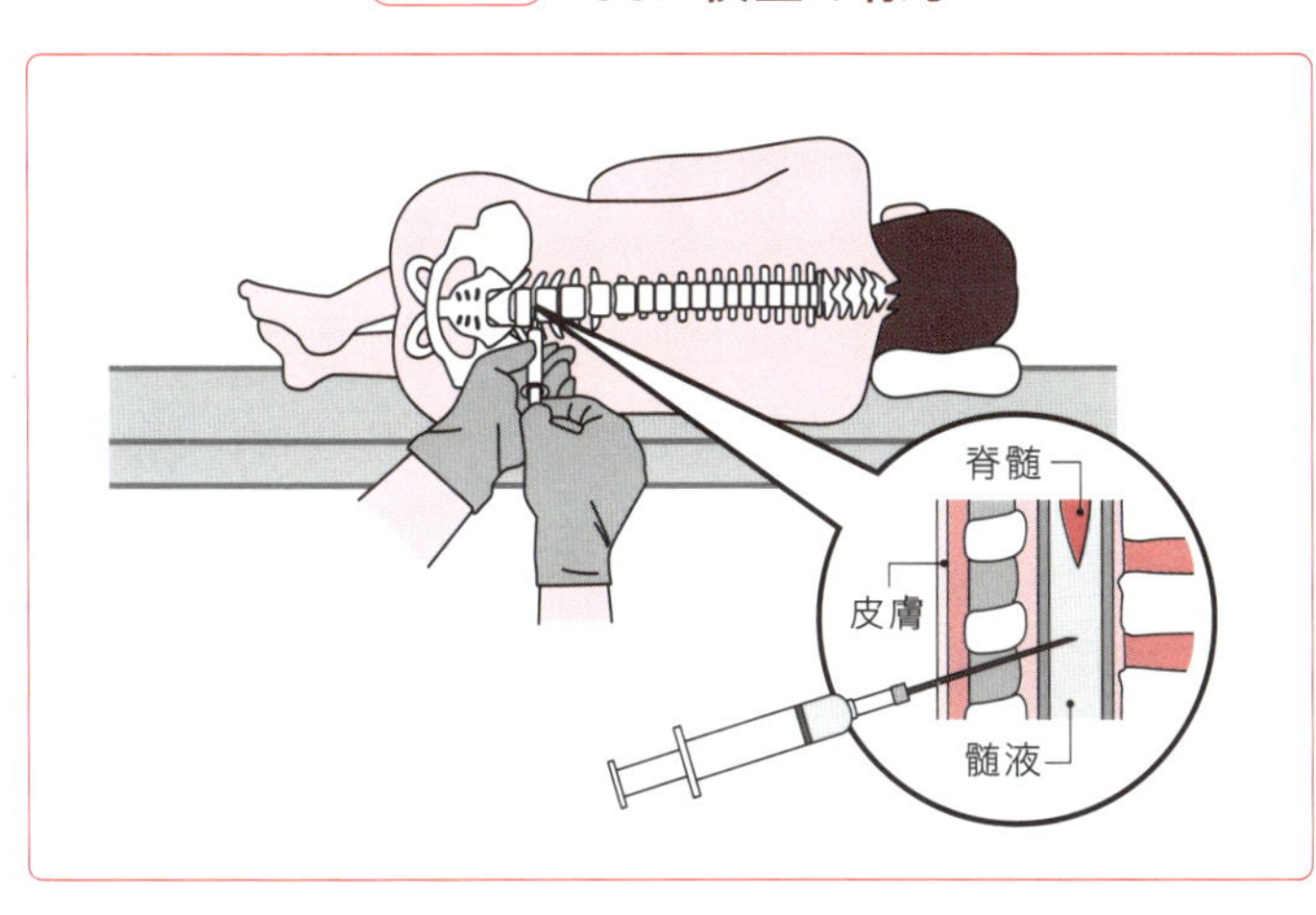

採取後の安静時間も含めて、1時間半ほどかかります。患者さんの身体にかかる負担が大きいため、担当医の許可と患者さん本人の同意が必要です。

PETやCSFとは別の方法として2022年11月、エーザイと島津製作所、国立大分大学、臼杵市医師会は、腕から採血した血液（末梢血液）だけで脳内のアミロイドβの蓄積を推定する技術を開発したと発表しました。

PETやCSFに比べ、血液バイオマーカーによる検査なら、簡便で迅速なうえ、費用が安くてすみます。患者さんの身体にも大きな負担がかかりません。

すでに複数の医療機関で商業的な検査も始まっています。数滴の血液を提出するだけで、アミロイドβの蓄積レベルが測定できるとされ、費用は3～4万円です。

ただし、脳内にアミロイドβが溜まっていても、血中で検出されるのはごくわずかです。そのため、これまでは採取した血液を細かく分析しても、アミロイドβを検出するのは困難でした。また、アミロイドβは40～42個のアミノ酸が結合したペプチドですが、他にも構造の似たペプチドが多数存在するため、正確に選んで検出するのは至難の技でした。

その点、島津製作所とエーザイのグループは、高性能の質量分析システムを活用することで、ごく微量のアミロイドβを検出することに成功しました。

血液検査によってアミロイドβの蓄積を早期に発見できれば、早いうちから効果的な治療を始められるわけですから、大きな期待がかかります。

■脳内にある液体と全身を流れる血液は違う

これまでアルツハイマー病の検査といえば、問診が中心でした。本人と家族に口頭で症状などに関する質問をして、次に身体検査、必要があればＣＴやＭＲＩなどの画像撮影をして、脳の萎縮状況を調べたり、脳梗塞や腫瘍など他の病気がないかを確認したりしていたのです。

患者さん本人への問診は「神経心理検査」と呼ばれるもので、臨床心理士が１対１で質問し、知的機能、認知機能、実行機能、記憶の状態を調べます。

質問票にはいくつかの種類がありますが、もっとも一般的なのは「長谷川式認知症スケール」と呼ばれるものです。誰でも簡単に検査できるため、医療機関だけでなく、家庭や介護施設でも行うことができます。他にはアメリカ精神医学会の診断基準であるＤＳＭ－５がよく使われます。

しかし、こうした問診でわかるのは、あくまでも症状です。原因や脳の状態ではありません。効果的な治療を行うためには、しかも根本治療をめざすためには、やはり原因物質であるアミロイドβやタウタンパク質の状態をできるだけ正確に知る必要があります。

その意味で、血液マーカーを用いた検査には、新たな可能性があります。しかし現時点では、まだ医学会で十分なコンセンサスを得られていません。

理由は中枢と末梢を流れる血液の違いです。

1章で述べたように、体内を流れる血液は、血液脳関門（BBB）により、中枢（頭部）と末梢に分かれています。血液脳関門はさまざまな有害物質から脳を守る「関所」のようなものであり、末梢の血液から脳内に入る物質はかならず血液脳関門を通過しなければなりません。そこで取捨選択され、脳に必要なもの、害のないものだけが脳脊髄液に溶け込むのです。

つまり、全身を流れる血液と脳脊髄液の成分は同じではありません。したがって、末梢の血液を分析しても、脳内の状態を正確に反映しているとは言えません。アミロイドβやタウタンパク質の蓄積状態を知るためには、やはり脳室か、少なくとも脳脊髄液に含まれるタンパク質の量を測らなければ、信頼できる数値は得られないでしょう。

3 薬品以外の治療法の可能性

■脳の炎症を抑える

1990年代の初め頃から、アルツハイマー病の原因について唱えられてきた主張に「脳炎症仮説」があります。病原菌やウイルスなどが侵入したり、炎症の脅威にさらされると、脳は生理的な防御反応としてアミロイドβを産生するというものです。

たとえばNSAID（非ステロイド性抗炎症剤）であるインドメタシンを服用し続けるリウマチ患者は、アルツハイマー病の発症が6分の1であることが報告されています。つまりＮＳＡＩＤを服用していたら炎症が抑えられ、アルツハイマー病になりにくかったことを示します。現在ではインドメタシンはアミロイド前駆体タンパク質（ＡＰＰ）を切り出すγセクレターゼを抑制することがわかっています。

実際に、アルツハイマー病の患者さんの脳を調べると、炎症を起こしていることがあります。アルツハイマー病の影響で炎症を起こしたとも考えられますが、むしろ炎症の方が先でアルツハイマー病の原因になっているとも考えられます。脳から口腔細菌やヘルペスウイルス、梅毒トレポネーマなど病原性の微生物が検出されることもあります。

しかし、信頼できるエビデンスが伴わなかったため、同じ頃、発表された「アミロイド仮説」に押される形で支持を失っていきました。ただし、現在も歯科研究者の中には歯周病菌がアルツハイマー病の原因の一つと主張する人たちがいます。

アミロイドβが炎症の原因になっているという説もあります。アミロイドβが炎症を起こすと、さらに毒性の強いアミロイドβが生まれると主張する人もいます。今後は、こうした仮説に沿った新薬開発が進むかもしれません。

アルツハイマー病を予防し、治療するために、まず炎症を治療する。そのためには、抗炎症作用のある薬を使用すると同時に、炎症の基本原因を取り除く必要があります。

アルツハイマー病に限らず、多くの神経変性疾患に効果的な免疫療法も模索されています。

■音や光などの物理的刺激を利用する

「脳に40Hz（ヘルツ）の感覚刺激を与えると、蓄積していたアミロイドβが減少する」という研究論文が注目を集めています。発表したのは、マサチューセッツ工科大学（MIT）のピコワー学習記憶研究所のツァイ・リーフェイ所長らのチームです。

この効果を応用し、アルツハイマー病を予防できるとして売り出されている商品もあります。その一つが、コンピュータの画面で40Hzの点滅光を浴びることができるウェブサイトです。「免疫システムが活性化され、アミロイドβの分解が促進される」

と謳っています。

テレビの音が40Ｈｚに加工されて聞こえるスピーカーもあります。スピーカーをテレビにつなぐと、テレビの音が震えるようなガンマ波の音に変調されて聞こえるのです。「1日に1時間程度、聞くだけでアミロイドβが減少する」と言われています。

「そんなうまい話があるか！」と思われるかもしれません。しかし以前から、音や匂いなどの単純な刺激が古い記憶を呼び起こすといった指摘や経験談はありました。

脳血管障害のリハビリでは音楽療法を行うこともあります。薬品を使わないそうした治療は副作用がなく、安価で手軽です。ただし、医学的な裏付けのないことが課題でした。リーフェイ所長らの研究論文は、貴重なエビデンスを提供したという意味でも注目に値します。

脳波は患者さんを傷つけることなく測定できることから、古くから脳活動の指標として利用されてきました。とくに睡眠障害やてんかんなどの疾患では多用されています。

40Ｈｚの電気信号を放出した際に発生する脳波はガンマ波と呼ばれます。認知機能や知的活動に関連する脳波のパターンです。逆に安静時の脳波は10Ｈｚ程度であり、脳が活性化するほど周波数は高くなります。

アルツハイマー病の患者さんでは、認知機能が低下しているため、40Ｈｚの脳波が出ることはほとんどありません。ところが、マウスを使った実験でも、40Ｈｚの音を聞かせることにより脳波が同調して、認知機能が改善することが報告されています。

音や光の他、磁気、電気、また骨伝導などによる物理的な刺激でも、認知機能を高める可能性があります。

5章

日常生活でアルツハイマー病を予防する

生活習慣病予防が
アルツハイマー病予防につながる

遺伝子と環境要因がそろったとき発症する

アルツハイマー病の遺伝に関与するとされる遺伝子は、現在わかっているだけでも70種あります。２章で述べたように、それらのなかでも、もっとも発症リスクが高いのは「アポE（アポリポプロテインE：APOE）」遺伝子です。

新たな治療薬レカネマブの登場により、このアポE遺伝子が注目を集めています。レカネマブの投与を受けるすべての患者さんは、事前にアポE遺伝子検査を受けなければならないからです。

しかし、アルツハイマー病関連の遺伝子を持った両親から遺伝子を受け継いだホモ接合体だからといって、かならずアルツハイマー病になるわけではありません。発症するのは、おそらく遺伝子と環境要因がそろったときだけ。むしろ、環境要因の方が大きく影響するのではないかと考えられるのです。

生活環境や生活習慣が原因であるなら、努力と工夫しだいで予防することも可能です。ここでは、身近な要因をいくつか挙げながら、日常生活のなかでできる予防策を挙げていきましょう。

読書や楽器演奏を楽しむ

認知症の予防といえば、よく言われるのが知的刺激の効果でしょう。脳の機能を保つには神経伝達物質のドパミンやアセチルコリンなどが十分分泌されることが必要です。アリセプトなどの薬もそこに貢献します。

以下で述べる知的刺激は、頭を使うことによって恒常的に神経伝達物質を分泌させようとするものです。もちろんリラックスしてストレスを緩和する効果もあるでしょうが、別の研究ではレクレーションによってストレスを感じる人もいます。ストレスの感じ方は人それぞれなのです。

頭を使うパズルやゲーム、外国語の学習や文章執筆、暗算、会話などがよく推奨されます。しかし、それらの効果がどれほどかと聞かれれば、よくわかっていません。

図5-1 **認知症と余暇活動**

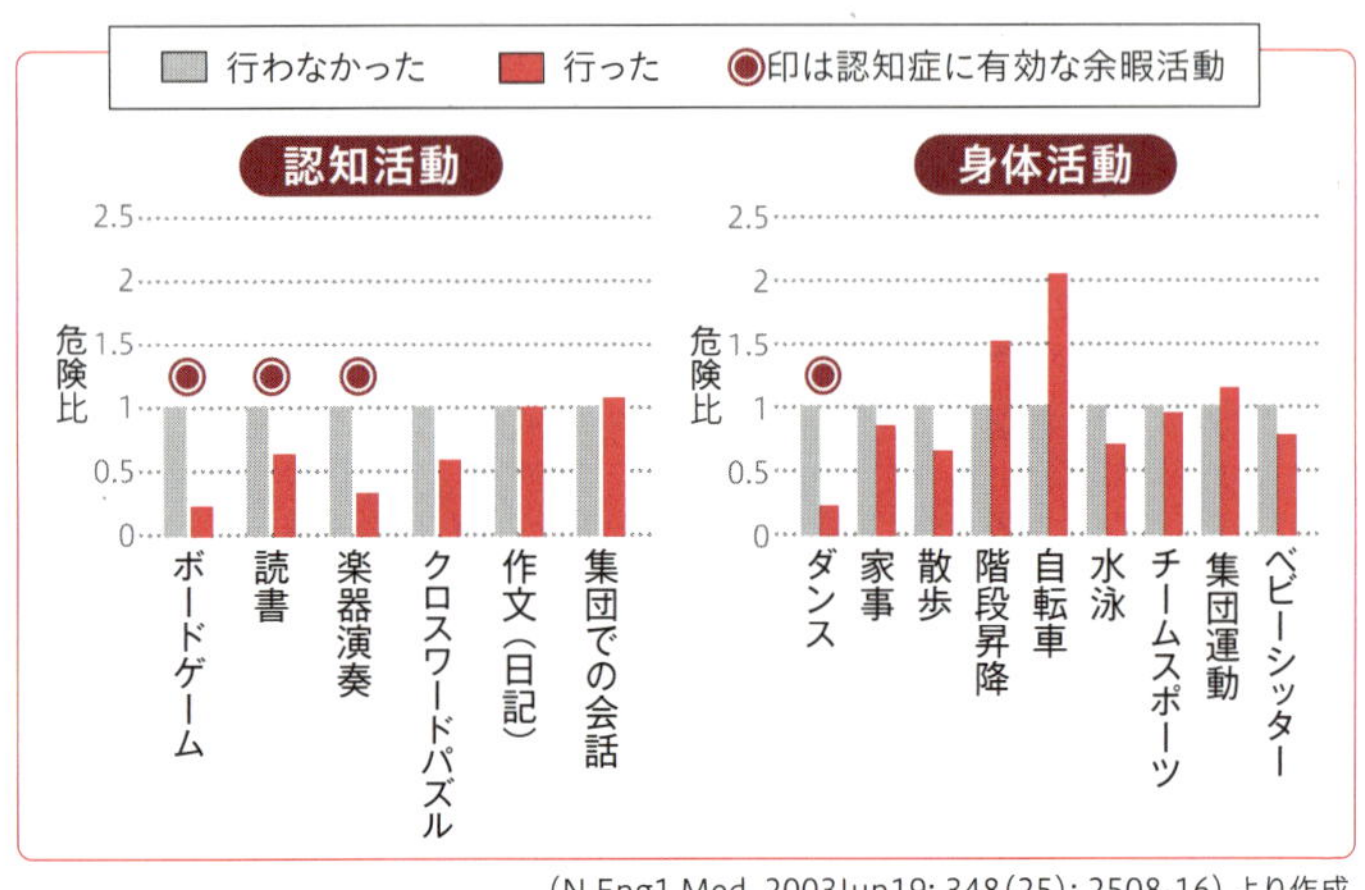

（N Eng1 Med. 2003Jun19; 348(25): 2508-16）より作成

少し古い記事になりますが、世界でもっとも影響力の大きい医学専門誌『ニューイングランド・ジャーナル・オブ・メディシン（New England Journal of Medicine）』２００３年１月号に、アルツハイマー病の予防に効果のある余暇活動がリストアップされたことがあります。

それによると、６つの認知活動のうちもっとも効果が高いのはボードゲーム。次いで楽器演奏、読書、クロスワードパズルという順番でした。日記などの文章執筆と会話はあまり有効ではないようです。一方、身体活動で効果が高いのは、ダンスです。

散歩と水泳が続きますが、サイクリングや階段昇り降りは残念な結果となりました。

同誌の別の号では、クロスワードパズルの有効性が報告されています。認知症予防のために開発された脳力トレーニングと比べても、クロスワードパズルのほうが効果的だという実験結果も発表されました。

クロスワードパズルの作家パトリック・メレル氏によれば、クロスワードパズルでは語彙力のみならず、横方向の思考、読解力、スペリング、記憶力、洒落、ユーモア、古典的知識、現代知識、そして謎解きのスキルまでが要求されるということです。

最近の傾向としては、アルツハイマー病の予防に知的刺激は関係ないと考える方が主流になっています。しかし総合的に見ると、積極的な余暇の過ごし方は認知症を防ぐ一助になるようです。

口の中を清潔に保つ

アルツハイマー病研究の初期にアルツハイマー病患者の剖検でいくつかの細菌やウ

イルスが見つかり、加えて炎症も観察されたことから、アルツハイマー病と細菌・ウイルスは切り離せない話題となっています。

なかでも心身の健康を考えるうえで、口腔ケアの重要性がますます注目されています。口の中の環境をきれいな状態に保つことは、虫歯や歯周病を防ぐだけでなく、さまざまな病気の予防につながるからです。口腔環境と認知症の関連についても、広く警告されています。

虫歯や歯周病があると、「虫歯菌」とも呼ばれるミュータンス菌や歯周病菌がプラークに含まれたまま飲み込まれ、胃液からもプラークで守られて、腸から吸収され、全身の臓器や組織に運ばれます。脳に侵入すると炎症を起こし、アミロイドβの蓄積を招くことがあります。

マウスを使った実験では、歯周病菌を投与したマウスの脳では、健康なマウスと比べて約10倍のアミロイドβが溜まっていたという研究報告もあるのです。

ただしこれは虫歯菌や歯周病菌が口腔から血管の中に入り、それが脳に移行して脳に感染や炎症を起こすわけではありません。虫歯菌などは血管に入ると、免疫機構が働いて無毒化されます。

ではなぜ危険かというと、免疫機構が働くときに免疫物質であるタンパク質のサイトカインが脳に作用し、悪影響を及ぼすからです。少し間接的ですが、このようなルートもあるのかもしれません。

アルツハイマー病を予防するためにも、虫歯や歯周病になったらすぐに治療すること。定期的に歯科医に通って口内の状態をチェックしてもらうことも必要です。

腸内環境を整える

人間の腸内、とくに小腸から大腸にかけては、非常に多くの細菌類が生息しています。成人では種類だけでも約1000種、総数は100兆個以上にも及ぶと言われます（ただし乳児は10分の1程度）。

数えきれないほどの多種多様な細菌が密集して生きている腸内環境は「腸内フロー

ラ」とも呼ばれます。「フローラ（flora）」とは、ローマ神話に登場する花の女神のことであり、転じてさまざまな花が咲き競う「花畑」の意味でも使われます。

その腸内フローラの状態も認知能力と関係しています。身体の真ん中にある腸と、てっぺんにある脳、普通なら、つながりそうもありません。

しかし、緊張するとおなかが痛くなる人やおなかを下してしまう人がいます。「過敏性腸症候群」とも呼ばれますが、多かれ少なかれ、似たことは誰でも経験しているのではないでしょうか。脳が緊張してストレスや不安を感じると、自律神経やホルモンなどのバランスが乱れて腸の反応が過敏になるのです。そうした状態が長く続くと「うつ病」を併発することもあります。

そのように、脳と腸が影響し合う関係は「脳腸相関」と呼ばれますが、腸内の細菌が脳の炎症に関与することもわかっています。

最近では、腸の状態を整えることを「腸活」と呼ぶことがあります。肥満防止や美肌づくりに効果的というので若い女性たちの間で人気になっていますが、アルツハイマー病の予防にもつながるのです。

健康な人の腸には「バクテロイデス菌」が多く、認知症の人の腸にはそれ以外の菌が多いこともわかっています。バクテロイデス菌は日本人の腸内にもっとも多い有用な菌で、免疫機能と深く関わっています。

バクテロイデス菌を中心に、多種多様な腸内細菌がバランスよく共生しているのが、理想的な腸内フローラです。腸内環境をそうした状態に保つことができれば、アルツハイマー病の治療や予防にもつながるはずです。

これに対し日常的に便秘や軟便、下痢などの症状がある人、おなかに膨張感がある人などは、腸内細菌のバランスが乱れている可能性があります。

腸内環境を悪化させる要因は、まず食事。次いで、ストレス、睡眠、薬などの化学物質です。便秘や下痢も、重症なら専門医の診察を受ける必要がありますが、軽症の場合は食生活の改善を心がけましょう。

腸内細菌には、大きく分けて善玉菌、悪玉菌、日和見菌と呼ばれる3つのグループがあります。

「善玉菌」は、文字どおり健康な身体を保つために有益な菌のことで、有害な悪玉菌の増殖を防いだり体外に排出したりする役割を担っています。代表的なものが乳酸菌とビフィズス菌です。

一方、「悪玉菌」は腸内内容物を腐敗させたり、有害物質をつくったりします。代表的な菌は、ウェルシュ菌、病原性大腸菌、黄色ブドウ球菌などで、しばしば食中毒の原因としてニュースに登場します。

「大腸菌は有害物質をつくる」と書きましたが、直接つくるわけではありません。たとえば大腸菌が身体の中に入ると（腸内は医学的には体外として扱います）、貪食されて分解され、リポ多糖（LPS）が放出されます。リポ多糖は免疫力を上げると言われて来ましたが、現代の免疫学では免疫増強効果は期待薄と考えられています。炎症を多く起こすので身体に入れない方が良いものです。また胆汁酸から悪玉菌によりつくられる「二次胆汁酸」は、大腸がんや肝臓がんの原因の一つになっています。

「日和見菌」と呼ばれるのは、腸内の状態に応じて有益に働くこともあれば有害なこともある、あるいは健康なときは無害でも身体が弱ってくると有害になる菌類です。代表的なものに、バクテロイデス、大腸菌、連鎖球菌などがあります。

理想的な腸内細菌のバランスは「善玉菌2、悪玉菌1、日和見菌7」とされています。ただし、悪玉菌が増え始めると、多数派の日和見菌までが悪玉菌寄りに作用し、急速に腸内環境が悪化します。

それなら、善玉菌を多く含む食品をたくさん食べればいいと思われるかもしれませんが、口から摂取した菌がそのまま腸に届いて増えるわけではありません。多くは胃を通過するとき、胃酸によって殺されてしまいます。

しかし、生きて腸まで届く菌もありますし、すでに腸内に生息している善玉菌の餌になる物質もあります。たとえば、野菜などに多く含まれる食物繊維や低消化性（消化されにくくエネルギーとして使われにくい）糖であるオリゴ糖は、小腸で吸収されることなく大腸まで届き、善玉菌の餌になることがわかっています。

その他、腸内フローラのバランスを整え、アルツハイマー病を予防するために積極的に摂取したいのは、納豆、チーズ、漬物やキムチ、ヨーグルト、甘酒などの発酵食品。これらは直接、善玉菌や有機酸を豊富に含む食品です。ただし、腸内に長くとどまることはないので、毎日、補給する必要があります。また、市販の乳酸菌飲料には糖分が、漬物や味噌には塩分が多いので、摂り過ぎは避けなければなりません。

善玉菌の餌になる食品として、食物繊維を多く含むのは、ブロッコリーやオクラ、モロヘイヤなどの野菜類、芋類、コンニャク、海藻類、豆類など。オリゴ糖を多く含むのはタマネギやナガネギ、ゴボウ、バナナ、大豆食品などです。

日常の食生活でも、オメガ3脂肪酸などの抗炎症物質を積極的に摂り入れることが推奨されます。これは腸内環境などの影響は「脳の炎症」と関係するからです。逆に言えば炎症を抑えることが「神経保護」につながるのです。

図5-2 **炎症に効く食品と悪化させる食品**

食事などで摂取できる抗炎症物質のリスト	
果物	アボカド、かんきつ類、ブルーベリー、ラズベリーなどのベリー類、リンゴ
野菜	ブロッコリー、トマト、ホウレンソウなど色の濃い野菜 タマネギなど刺激の強い野菜
穀物	玄米、オートミールなど精製されていない全粒穀物
肉・魚	サケ、マグロ、ニシンなど脂ののった魚
脂質	アマニ油、オリーブ油、魚油などオメガ3脂肪酸を多く含む油脂
その他	ターメリック、ショウガなど刺激の強いスパイス類 アーモンド、クルミなどのナッツ類 納豆、味噌、甘酒、ヨーグルトなどの発酵食品 緑茶、無糖の紅茶、無糖のコーヒー、ダークチョコレート

炎症を悪化させる食品のリスト	
脂質	ヒマワリ油などオメガ6脂肪酸を多く含む植物油 マーガリン、ポテトチップなどのスナックに使われるトランス脂肪酸
肉類	ベーコン、ソーセージなどの加工肉
乳製品	生クリーム、全脂肪乳など脂肪の多い乳製品
飲料	野菜ジュース、果物ジュース、加糖コーヒー、コーラなど甘い飲み物

質のよい睡眠を確保する

毎日の睡眠時間が6時間以下の人は、アルツハイマー病のリスクが30％以上アップするといわれます。

脳内の可溶性アミロイドβは、眠っている間に貪食されます。また睡眠中はアミロイドβが作られる量も減ります。ちなみに睡眠障害があると認知症を発症するリスクが1・68倍に高まり、アルツハイマー病を発症するリスクは1・55倍に高まるという報告があります。

アルツハイマー病の患者さんは、よく睡眠不足や入眠困難を訴えます。イタリアにおける研究では、軽症のアルツハイマー病の患者さんの約6割が、何らかの睡眠障害を抱えていることもわかっています。

こうしたことからも、睡眠時間の短い人の脳ではアミロイドβが蓄積しやすく、アルツハイマー病のリスクが高まると考えられています。

どれくらい長く眠るかだけでなく、どう眠るかも重要です。夜中に何度も目を覚ましたり、睡眠中に無呼吸になったり、朝になっても前日の疲れが抜けていなかったりするようでは、質のよい睡眠をとれたとは言えません。

睡眠の質の評価方法はいろいろありますが、いちばん重要なのは目覚めた後、「よく寝た」「ぐっすり眠れた」という満足感があるかどうかです。十分な睡眠時間と満足感をともなう睡眠が、「効率のよい睡眠」です。

よく眠る人は免疫力が高く、風邪を引きにくいとも言われます。睡眠と免疫機能の関連についての研究では、睡眠効率のよい人ほど免疫物質をつくる能力が高いことがわかっているのです(Westermann J, et al. Trends Neurosci. 2015; 38-585-97)。免疫力が高ければ脳の炎症も起きにくく、アルツハイマー病のリスクが低くなります。

質のよい睡眠を実現するための工夫としては、日中の適度な運動や早めの夕食、快適な寝室環境などが挙げられますが、ホルモンという要素も忘れてはいけません。

睡眠と密接に関係するホルモンに「メラトニン」があります。日本では医薬品なのでサプリメントとしては売られていません。メラトニンの受容体に作用するのは武田薬品のロゼレムです。メラトニンには、体温や血圧を下げて、身体に眠る準備をさせる作用があります。メラトニンが十分に分泌した状態で床に入れば、朝までぐっすりと眠れます。

ヒトの1日の生理周期（体内時計）は約25時間です。24時間との差（1時間）の穴を埋めるために脳をリセットするのがメラトニンです。このリセットは朝行われます。朝日を浴びると480nm（ナノメートル）程度の光が眼の奥の網膜にあたり、脳の視床下部に伝えられると松果体からメラトニンが分泌され、これがトリガーとなって体内時計を1時間早めます。

ヒトは午後10時から午前2時の4時間に眠るとノンレム（non-REM）睡眠の回数や深さが最大になることが知られています。私の知人の世界的な脳科学者は夜9時過ぎには寝て早朝に仕事をなさっていдве。睡眠を上手に使っておられます。

アルツハイマー病を予防するうえでも、質のよい睡眠の確保は重要です。そのためにまず必要なのは、朝、起きたら戸外に出て、あるいは窓を開けて、朝日をたっぷり浴びること。目覚めてすぐ太陽光を浴びれば、メラトニンの分泌リズムが整います。

そして夜になったら、遅くとも午前0時前に就寝してください。メラトニンが豊富に分泌されますから、スムーズに眠ることできるはずです。

生活習慣病、とくに糖尿病に気をつける

現在の医学でアルツハイマー病を完全に予防することはできません。一般に「認知症を予防する」という場合、意味しているのは「認知症の発症を遅らせる」、あるいは「認知症の進行をゆるやかにする」ということです。

2019年、世界保健機構（WHO）は、次のようなガイドラインを発表しました。

「いくつかの最近の研究によると、不活発なライフスタイル、喫煙、不健康な食事、

過剰な飲酒などのライフスタイルに関連する因子が、認知機能低下や認知症と関連することが示されている。（略）潜在的に修正可能な危険因子が存在するということは、認知機能の低下や認知症発症を遅らせる基本的介入の実施などの公衆衛生的アプローチを通じて、認知症予防が可能であることを意味している」

つまり認知症は、運動不足や喫煙、不健康な食事、過度の飲酒などと関連があり、これらを改善することにより症状の緩和や認知症の発症を遅らせることが可能というのです。

これは、まさに生活習慣病の予防法と同じではないでしょうか？

日常的に身体活動、つまり運動をしない人は、いうまでもなく肥満や糖尿病、動脈硬化など生活習慣病の予備軍です。

アルツハイマー病と生活習慣病の発症リスクを高める生活スタイルは同じと考えていいでしょう。

前に紹介した福岡県久山町の調査でも、糖尿病が悪化した人ではアルツハイマー病

図5-3 糖尿病はアルツハイマー病の危険因子

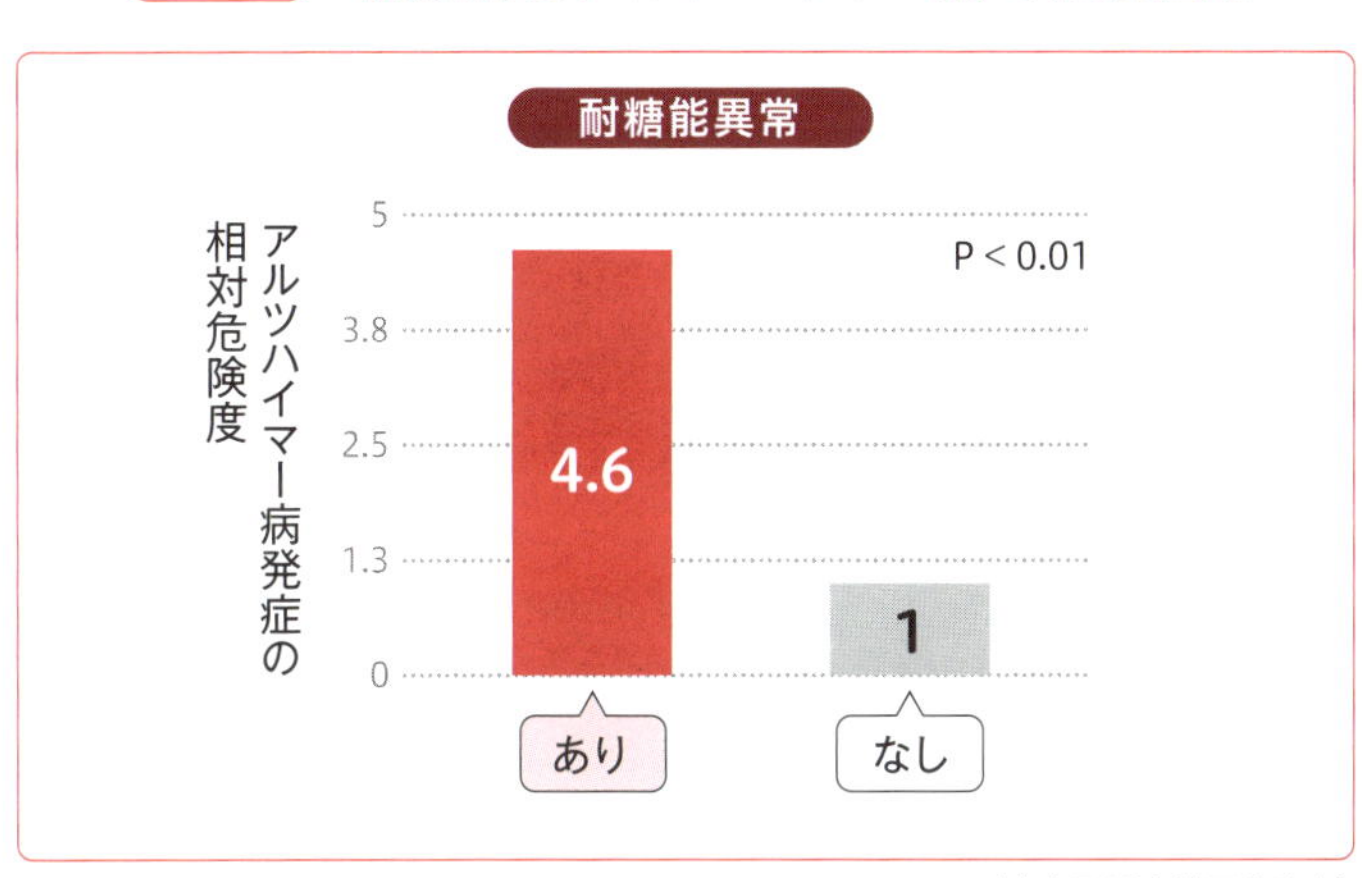

（久山町研究結果を改変）

の発症リスクが高いことがわかっています。

ちなみに久山町の人たちが調査対象になった理由は、久山町が福岡市に隣接し、職場である福岡市に容易に通勤が可能であるうえに、町全体が市街化調整区域になっていることから人口の移動がほとんどなく、同一人物を生まれてから死ぬまで健康調査しやすいことから世界的な疫学研究の場となったのです。

アルツハイマー病を予防するには、ことさらアルツハイマー病を意識するのではなく、ごくあたりまえの健康的な生活を心がけること。つまり、生活習慣病を招きやすいとされる運動不足や過食、過度の飲酒、喫煙、睡眠不足などを避けて、規則正しい生活を送ることがいちばん大切です。

ストレスが最大の敵？

最近の医学界では、アルツハイマー病の環境リスク要因として最終的にもっとも大きいのはストレスではないかと考えられています。

アルツハイマー病にかかりやすい遺伝子はたしかに存在するし、「加齢」という無視できない要因もあります（後述参照）。加齢だけが原因で発症するケースがある可能性も否定できません。しかし、すべての患者さんが加齢だけの原因でアルツハイマー病になったとも考えられません。やはりそこには、遺伝子や加齢以外の別な要因、環境やストレスが関係しているのではないかと思えてならないのです。

「ストレス」とは、外部からのさまざまな刺激により、身体の内部に生じる反応のことです。ストレスの原因は、温度・湿度などの天候であったり、音や臭いであったり、人間関係であったり、病気や経済問題に関する不安であったり、人によりさまざまです。

ストレスを受けたときの反応も、頭痛や息切れ、動悸、胃痛、不眠などさまざまですが、共通して言えるのは、脳内でコルチゾールの産生が増えることです。「コルチゾール」は副腎皮質から分泌されるホルモンで、「ストレスホルモン」とも呼ばれます。副腎は腎臓の上部にあります。コルチゾールは油に溶ける性質を持っているため、血液脳関門を通過でき、脳でも作用し、全身に影響します。本来はストレスから心身を守るための物質です。脈や血圧や血糖値を上げることでストレスに対処し、免疫系の過剰反応を抑制することで炎症を予防します。

ところが、コルチゾールが過剰に分泌されると、血圧や血糖値やコレステロール値が上がり過ぎ、免疫力が低下して、肥満やうつ病のリスクを高めてしまいます。血圧が上がれば血液が心臓に集中しますが、逆に全身の血流は悪化します。脳に向かう血流も弱くなります。

脳内の血流――、これもアルツハイマー病を語るうえでは重要な要素です。アミロイドβも、タウタンパク質も、脳にある血流が豊かであれば自然に洗い流されるから、本来、蓄積することはないと考える専門家たちもいるくらいです。

現在ではH2(15)OPET（放射性水ＰＥＴ）や核医学検査（微量の放射線医薬品を患者さんに投与し体内の様子を調べる検査法）によって比較的容易に脳の血流を測ることができます。大脳皮質の血流だけなら光トポグラフィーという検査でも測れます。

一般的には脳血流が大きいほど脳機能が高いと言えますが、脳血流と認知症との関係は必ずしも比例しません。

そこでカギとなるのが「アクアポリン４」と呼ばれる物質です。

アクアポリン４は、細胞膜に存在する小さな孔を作るタンパク質です。中枢神経系においては非常に重要なチャネルであり、脳内の液体の移動をコントロールしています。脳全体では水の分子を1秒間で20～30億個も透過させることができると言われています。

このタンパク質を脳内に豊富にもっている人はアルツハイマー病になりにくいという研究報告があります。アクアポリン4がたくさんある方が、脳内に多くの水分が流れるから、アミロイドβが蓄積しにくいと考えられるのです。

なお、現在、アクアポリン4を減らすものはわかっていますが、増やす方法はありません。

脳内の血流を増やすのに有効なのは、動脈硬化を防ぐこと。やはり、高血圧や肥満、糖尿病などの生活習慣病の予防がきわめて重要だということになります。

アルツハイマー病は加齢の過程？

アルツハイマー病は、脳内にアミロイドβが溜まり始めることから始まり、次いでタウタンパク質も蓄積します。しかし、他にもわかっていないタンパク質が関係している可能性はあります。アミロイドβの毒性の正体も、タウタンパク質の毒性の正体も、まだよくわかりません。現在、見つかっている毒素がすべてとも限りません。

間違いないのは、脳内でタンパク質の分子の変性が起こっていること。タンパク質の変性とは、アルツハイマーの場合はフォールディング（折り畳み）が異常を来たすということです。

そもそもタンパク質はアミノ酸がつながってできる高分子化合物です。アミロイドβも、アミノ酸から成るタンパク質です。健康な人にもあるものです。そのアミロイドβが凝縮してオリゴマーとなり、毒素をもつようになります。

もしオリゴマーが一度に大量につくられるなら、その患者さんはおそらく1年以内に認知症になるでしょう。しかしアルツハイマー病の場合は、発症までに何十年もの時間がかかります。あってはいけないはずのオリゴマーが、長い時間をかけて形成され、アルツハイマー病が進展するのです。

オリゴマーをつくるのに、なぜそれほどの時間がかかるのでしょう。いったいどんなシグナルで、アミロイドβとオリゴマーとタウは関係するのでしょう。もしかしたら、オリゴマーの毒素こそがタウタンパク質をつくらせるためのシグナルなのかもしれません。

しかし、タンパク質の変性が起こる原因の一つが加齢であることは確かです。アミロイドβが溜まり始める40歳とは、抗酸化酵素（ＳＯＤ）が減少し始める年齢です。20歳の頃には、日焼けをしたりストレスを受けたりして体内に活性酸素が生じることがあっても、もって生まれた自己防御反応によりダメージを修復することができます。ところが40歳になると、その能力が10％も低下します。

活性酸素により酸化されて衰えた細胞は、しばしば「錆び」にたとえられます。錆びはどんどん蓄積し、若さや健康を奪います。かつて若さと健康を守ってくれた抗酸化能力自体が衰え、守ってくれるものがなくなる過程、それが「加齢」なのです。

加齢とは、単にメタボで太ったり、血圧が上がったりすることではありません。身体の内部で、さまざまな細胞で分子レベルの酸化が進行するということです。アルツハイマー病も、そういう現象の一つと考えるべきでしょう。

この本でわかっていただいたように、認知症は早期に診断ができれば、進展を遅らせるだけでなく〝治す〟ことができるようになるでしょう。

■井上　浩義（いのうえ　ひろよし）

1961年生まれ。慶應義塾大学医学部・化学教室・教授。理学博士、医学博士。九州大学大学院理学研究科博士課程修了後、山口大学医学部助手、久留米大学医学部教授などを経て現職。日本抗加齢医学会理事、大学等放射線施設協議会理事など。

専門は薬理学、生理学、高分子化学、放射線科学。低分子医薬品からPM2.5などの環境物質まで、広範な研究分野を追究する。ナッツや油脂などの権威としても知られる。研究論文、書籍、解説記事多数。これまでに1,000回以上の講演をこなし、丁寧な解説に定評がある。

主な著書に『100歳まで健康で美しく！　奇跡のタンパク質アポラクトフェリン』『しなやか血管とサラサラ血液はえごま油でつくる！』『ここまでわかったPM2.5　本当の恐怖』（以上、いずれもアーク出版）、『ハーバード大の研究でわかったピーナッツで長生き！』（文藝春秋）、『知識ゼロからの健康オイル』（幻冬舎）、『「老けない」「太らない」アーモンドミルクできれいに生きる』（主婦と生活社）などがある。


なぜ罹る？　どうやって治療する？　予防する手立ては？

アルツハイマー病はタンパク質がすべて

2025年1月15日　初版発行

■著　者　井上　浩義
■発行者　川口　渉
■発行所　株式会社アーク出版
〒102-0072　東京都千代田区飯田橋2-3-1
東京フジビル3F
TEL.03-5357-1511　FAX.03-5212-3900
ホームページ　http://www.ark-pub.com
■印刷・製本所　新灯印刷株式会社

ISBN978-4-86059-247-9